AF567200

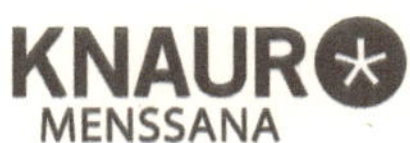
KNAUR
MENSSANA

JULIA REINDL

KieferYoga

Einfache Übungen, um Beschwerden zu lindern
und den Kiefer ganzheitlich zu entspannen

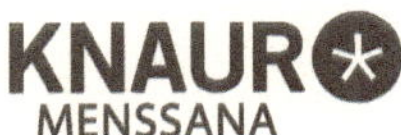

Besuchen Sie uns im Internet:
www.mens-sana.de

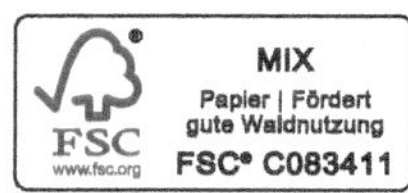

Originalausgabe März 2023
Knaur MensSana

Ein Imprint der Verlagsgruppe
Droemer Knaur GmbH & Co. KG
Landsberger Straße 346, 80687 München

Redaktion: Martina Darga
Covergestaltung: Buxdesign
Coverabbildung: Tom Lechner
Abbildungen im Innenteil: Fotos von Julia Reindl: Tom Lechner; anatomische Montagen auf den Fotos mit Julia Reindl: KD Design unter Verwendung der Fotos von Tom Lechner;
alle übrigen Abbildungen von Shutterstock.com
Satz: Adobe InDesign im Verlag
Druck und Bindung: CPI books GmbH, Leck
ISBN 978-3-426-65917-5

Kontaktadresse nach EU-Produktsicherheitsverordnung:
produktsicherheit@droemer-knaur.de

7 6 5 4 3

Inhalt

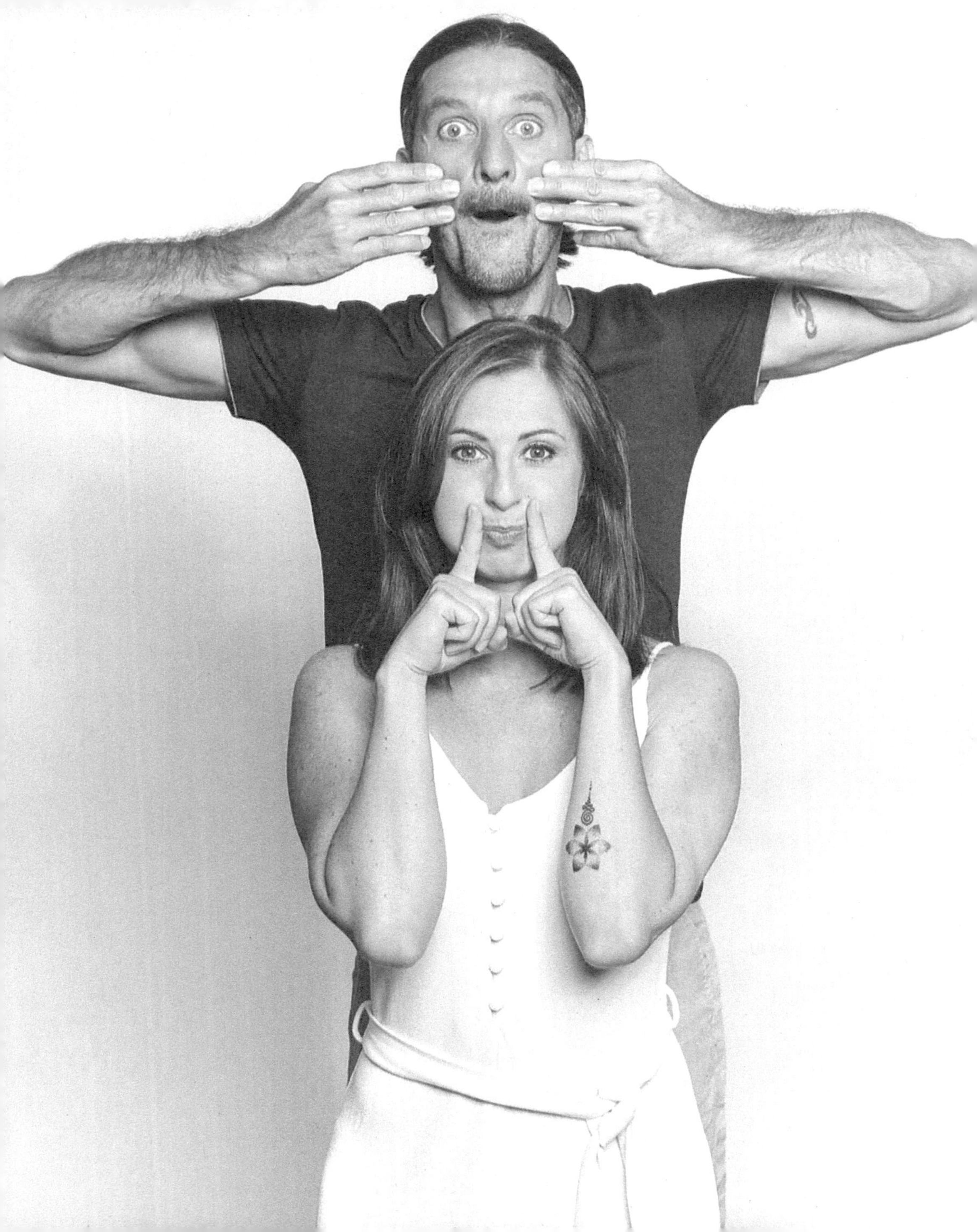

Vorwort

Lieber Kieferfreund,

ich bedanke mich für deine Bereitschaft, dich mit deiner Kiefergesundheit selbstverantwortlich zu beschäftigen. Dazu gehört viel Mut! Ich möchte dich bitten, dieses Buch mit offenem Herzen und klarem Geist zu lesen und alle Erkenntnisse für dich selbst zu überprüfen. So kannst du das Optimum aus dem Ratgeber ziehen.

Kiefer-Yoga bietet Menschen, die an Kieferproblemen leiden, eine großartige Möglichkeit, selbst ihre Kiefergesundheit zu fördern. Aber auch Fachleute wie Zahnärzte und Therapeuten können davon profitieren, da die hier vorgestellten Zusammenhänge in dieser Tiefe und aus ganzheitlicher Perspektive an keiner Universität gelehrt werden.

Die Inhalte dieses Buches basieren auf einer intensiven Arbeit mit mir selbst und meinen Patienten sowie auf Erkenntnissen, die ich im Rahmen meiner jahrelangen Erfahrung als Kiefertherapeutin, in der Zusammenarbeit mit Zahnärzten und einem ständigen interdisziplinären Austausch mit Fachleuten aus anderen Professionen gewonnen habe. Inzwischen wird Kiefer-Yoga von Therapeuten auch erfolgreich in Kombination mit einer zahnärztlichen Schienentherapie, Physiotherapie, Logopädie oder Kieferorthopädie eingesetzt.

Dieses Buch verfügt über einen hohen Praxisanteil und beinhaltet viele Übungen, die mir selbst und Hunderten meiner Patienten geholfen haben, den Kiefer wieder in Balance zu bringen und damit die meisten Kieferprobleme zu beheben.

Zunächst vermittle ich dir theoretisches Hintergrundwissen, das dir ermöglichen wird, ein besseres Verständnis für die Ursachen deiner Kieferprobleme zu bekommen. Im Anschluss daran stelle ich dir zahlreiche Übungen vor, die einerseits auf der körperlichen Ebene (»Kiefer-Yoga BODY«) und andererseits auf der mental-emotionalen Ebene (»Kiefer-Yoga MIND«) wirksam sind. Ich habe die effektivsten Übungen aus dem Kiefer-Yoga ausgewählt und einen Trainingsplan für dich erstellt, den du am Ende des Buches findest.

Du kannst diesen Ratgeber auch als Arbeitsbuch benutzen. Unter dem Hinweis »Kiefer-Check« findest du Übungen zur Selbstbeobachtung. Sie helfen dir, deinen Kiefer besser zu verstehen und mögliche Ursachen und Zusammenhänge zu erkennen. Am besten notierst du dir deine Erfahrungen und Erkenntnisse, die du im Laufe deiner Kiefer-Yoga-Praxis bei den einzelnen Übungen gewinnst. So kannst du überprüfen, welchen Fortschritt du gemacht hast.

Das Kapitel »Kiefer-Yoga MIND« beschäftigt sich detailliert mit den mentalen und emotionalen Ursachen von Kieferproblemen sowie den Auswirkungen, die damit einhergehen. Ich werde dir effektive Techniken aus dem Mental- und Bewusstseinstraining vorstellen, die helfen, deinen Kiefer auch auf dieser Ebene in Balance zu bringen.

Abschließend möchte ich auf die wertvollen Wirkungen eingehen, die Kiefer-Yoga bei Kindern und Jugendlichen hat, und erklären, wie du die Übungen für deine eigenen Kinder sinnvoll nutzen kannst.

Wenn du nach dem Lesen dieses Buches die Gewissheit hast, dass du selbst Experte für deinen Kiefer sein kannst, und den Mut besitzt, Eigenverantwortung für deine Kiefergesundheit zu übernehmen, dann habe ich meinen Auftrag erfüllt.

Bitte beachte, dass dieses Buch keine ärztliche oder therapeutische Behandlung ersetzt und ich keine Heilversprechen gebe. Die vorgestellten Übungen haben schon sehr vielen Menschen geholfen, ihre Kiefergesundheit zu verbessern, trotzdem sei dir bitte darüber im Klaren, dass du Kiefer-Yoga eigenverantwortlich praktizierst. Bei Schmerzen und anderen Beschwerden im Kieferbereich empfehle ich, eine ärztliche Diagnostik durchführen zu lassen.

Und noch eine Anmerkung zum Gendern: Ich nehme mir die Freiheit, darauf zu verzichten, da ich mit meinen Worten den Menschen erreichen möchte, unabhängig von Geschlecht, Herkunft oder Alter. Es liegt mir fern, dir das Lesen durch Komplexität in der Formulierung zu erschweren.

Ich wünsche dir viel Freude beim Lesen und Umsetzen und viele neue Erkenntnisse, die dir dabei helfen, ein Wohlgefühl in deinem Kiefer herzustellen und dadurch mehr Selbstbestimmung und Freiheit im Leben zu gewinnen.

Mein eigener Kiefer-Weg

Nun möchte ich mich vorstellen, damit du entscheiden kannst, ob du mir dein Vertrauen schenken möchtest, während du dieses Buch liest. Mein Name ist Julia Reindl, ich wurde 1987 in Österreich geboren und bin Mutter einer wundervollen Tochter. Mit einundzwanzig Jahren schloss ich mein Studium für Logopädie in Linz (Österreich) ab und arbeitete danach zehn Jahre als klinische Logopädin an der Abteilung für Mund-, Kiefer- und Gesichtschirurgie einer Klinik in Oberösterreich. Meine Tätigkeitsschwerpunkte lagen auf der Therapie von Zähneknirschen, Kieferproblemen, *Craniomandibulären Dysfunktionen (CMD)*, Kiefertumoren, Schnarchen und angeborenen Lippen-Kiefer-Gaumensegelspaltfehlbildungen. 2013 absolvierte ich einen Masterstudiengang in *Speech Communication and Rhetoric* an der Universität Regensburg (Deutschland) und weitere Lehrgänge für Mental- und Bewusstseinstraining. Seit zehn Jahren unterrichte ich als Dozentin an der Fachhochschule für Logopädie und halte regelmäßig Vorträge auf Fachkongressen. 2018 durfte ich bei einem indischen Yogi über das alte vedische Gesundheitswissen lernen, was auch meiner Arbeit eine neue Richtung gab.

Als Kiefertherapeutin möchte ich Menschen dabei unterstützen, ein neues Verständnis für Gesundheit zu finden, das ihnen selbst entspricht, und danach zu handeln! Mein eigener »Kiefer-Weg« begann als Jugendliche mit Zahnspange und führte mich durch meine Verbissenheit während des Studiums in den Burnout mit nur allen erdenklichen Kieferbeschwerden. Dies war der erste große Wendepunkt in meinem Leben. Ich habe einen forschenden Geist, der alles verstehen möchte, und gleichzeitig ein großes Bedürfnis, Probleme selbst zu lösen. So begann meine Selbstentwicklung über die Arbeit mit meinem eigenen Kiefer und dem Stress, den ich in meinem Leben hatte. Mein akademischer Hintergrund half mir dabei, wissenschaftliche Erkenntnisse mit meinen eigenen Erfahrungen zu verknüpfen und daraus ein neues Konzept zu entwickeln: Die Grundlage für Kiefer-Yoga war entstanden. Um meine Begeisterung zu leben, ließ ich die Sicherheit eines Jobs im Angestelltenverhältnis hinter mir und machte mich selbstständig. Gemeinsam mit meinem Vater, der ursprünglich aus der Softwareentwicklung und dem Management kam, gründete ich eine Firma und entwickelte die *Kieferfreund App*. Mit dieser App konnten wir schon vielen Hunderten Menschen mit Kieferproblemen helfen. Felix Neubauer, unser Partner aus England, bereicherte Kiefer-Yoga mit seinen wertvollen Kiefer-Meditationen. Er hat mir dankenswerterweise eine Kiefer-Meditation für dieses Buch erstellt. Du findest sie im Kapitel »Kiefer-Meditation« und kannst sie dir auch als Audio-Datei unter dem Link: www.kieferfreund.com/kiefer-yoga-buch anhören. Gemeinsam mit meinem Ehemann Reinhard Burits erweiterte ich 2018 das Konzept hinter Kiefer-Yoga um den Aspekt des Mental- und Bewusstseinstrainings. Wir gründeten die *Jaw Yoga Academy*, wo wir Fernlehrgänge für *Kiefer-Yoga Instructors* weltweit anbieten.

Das Leben ist nicht vorhersehbar und stellt uns immer wieder vor Herausforderungen. So traf mich ein Schicksalsschlag, als mein Mann im Jänner 2022 verstarb. Sein Geist und sein Wirken leben im Kiefer-Yoga weiter und werden hoffentlich noch viele Menschen erreichen und berühren. Aus diesem Grund möchte ich dieses Buch Reinhard widmen, in Liebe und Dankbarkeit für seinen Mut und seine unermüdliche Hingabe und Begeisterung! Es ist mein Herzenswunsch, unsere gemeinsame Arbeit weiterzuführen. Durch meine Spezialisierung im Kieferbereich unterstütze ich seit über zwölf Jahren Menschen jeden Alters bei Zähneknirschen, Schnarchen, CMD, Atemproblemen und anderen Kieferbeschwerden. Meine Faszination gilt den weitreichenden Zusammenhängen, die der Kiefer mit dem Menschen in seiner Gesamtheit hat. Und ich lerne jeden Tag Neues dazu! Ich habe am eigenen Leib erfahren, was es bedeutet, mit Kieferschmerzen zu leben. Gerade deshalb ist es mir ein Herzensanliegen, andere Menschen dabei zu unterstützen, ihre Kiefergesundheit selbst in die Hand zu nehmen. Ich bin diesen Weg bereits gegangen, und wenn du möchtest, begleite ich dich gerne auf deinem Weg! Ich danke dir für dein Vertrauen!

Kiefer-Wissen

Der Kiefer spiegelt unsere Lebensweise wider: Hohe Spannungen bringen den gesamten Menschen aus der Balance – körperlich, seelisch und geistig –, und so schmerzt, knackt und zieht es plötzlich im Kiefer. Seit Jahren beobachte ich, dass Kieferprobleme und Beschwerden, die vom Kiefer ausgehen, stetig zunehmen, und zwar unabhängig vom Alter. Als ich mir die Frage stellte, warum das so ist, bin ich zu dem Schluss gekommen, dass der Kiefer ein äußerst sensibler *Stress-Sensor* ist. Das bedeutet, die Muskeln und Faszien im Kieferbereich reagieren auf Stress mit Anspannung. Wird diese nicht gezielt gelöst, kommt es zu schmerzhaften Verspannungen und Funktionseinschränkungen. Außerdem zeigt der Spannungsgrad des Kiefers, ob wir verbissen unsere vermeintlichen Ziele verfolgen, und auch, ob wir noch genug Biss haben, um das, was uns wichtig ist,

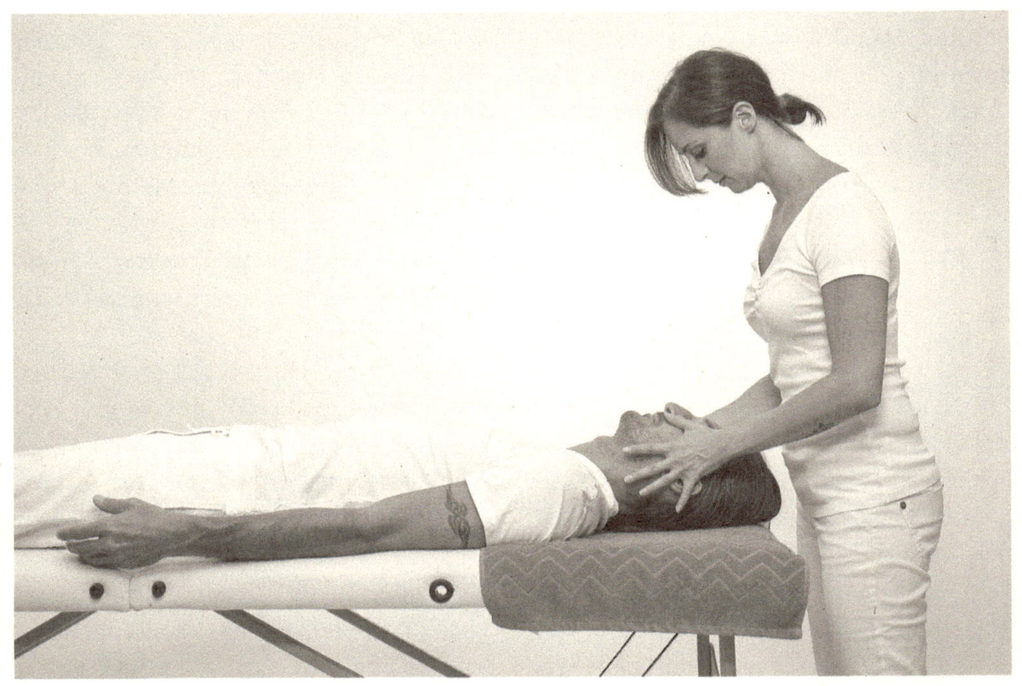

wirklich umzusetzen. Es geht um das eigene Potenzial, das gelebt werden möchte und so oft in Vergessenheit gerät oder Platz machen muss für Alltagsroutinen und Sicherheitsdenken. Im Deutschen gibt es einige Redewendungen, die das Problem verdeutlichen, wie »sich durch schwierige Situationen beißen«, »etwas zähneknirschend hinnehmen«, »bissig sein«, »unangenehme Emotionen hinunterschlucken« und »in den sauren Apfel beißen«. Diese konfliktreichen Verhaltensweisen führen zu *Kiefer-Stress*, welcher aus meiner Sicht die Grundlage für die meisten Kieferproblematiken ist. Kiefer-Stress bezeichnet einen Zustand vorübergehender oder langfristiger Verspannung im Kieferbereich, verursacht durch körperliche, mentale oder emotionale Belastungen. Und hier kommt Kiefer-Yoga zum Einsatz.

Was ist Kiefer-Yoga?

Kiefer-Yoga ist ein einfacher, ganzheitlicher und erfolgreicher Weg zur Kiefergesundheit. Es kombiniert wissenschaftlich fundierte Methoden aus der Muskelfunktionstherapie und wirkungsvolle Techniken aus dem Mental- und Bewusstseinstraining mit Gesundheitswissen aus dem traditionellen Yoga und der Lehre über die Chakren. Es findet hauptsächlich Anwendung bei durch Kiefer-Stress bedingten Beschwerden wie Zähneknirschen und -pressen *(Bruxismus)*, Kieferverspannungen, Schnarchen und Kieferschmerzen.

Kiefer-Yoga bietet außerdem eine großartige Möglichkeit, den Kiefer gesund zu erhalten und bereits im Kindesalter späteren Kieferproblemen vorzubeugen. Es ist ein ganzheitlicher Ansatz, mit dem der Kiefer natürlich und nachhaltig entspannt und langfristige Kiefergesundheit erreicht werden kann. Kiefer-Yoga wird auch als das Yoga des 5. Chakra bezeichnet, da es direkt auf das Hals-Chakra einwirkt, welches eng mit dem Kiefer in Verbindung steht. Anstatt nur Symptome zu bekämpfen, ermöglicht die praxiserprobte Methode, die Ursachen von Kieferbeschwerden zu beheben. Wie Beobachtungen zeigen, liegt bei Kiefermuskelverspannungen die Erfolgsquote bei 95 %.

Kiefer-Yoga basiert auf zwei Säulen: Das *Kiefer-Yoga BODY* umfasst den körperlichen Aspekt und das *Kiefer-Yoga MIND* den mental-emotionalen Aspekt. Auf dieser ganzheitlichen Herangehensweise beruht die Wirkung der Methode, die beide mit dem Kiefer verbundenen Ebenen dauerhaft ins Gleichgewicht bringen kann.

Kiefer-Yoga BODY beinhaltet über 80 Übungen für nachhaltige Kieferentspannung. Durch spezielle Muskelfunktions-, Faszien- und Atemübungen wird das gesamte Kiefer-System entspannt und gleichzeitig in Balance gebracht. Eine zentrale Rolle spielt hier die natürliche, gesunde Ruhelage der Zunge, welche nachhaltige Ergebnisse garantiert.

Kiefer-Yoga MIND ist das weltweit einzige Mental- und Bewusstseinstraining, das gezielt für den Kiefer entwickelt wurde. Schädliche Gewohnheiten können mittels mentaler Techniken einfach in gesundheitsfördernde Muster transformiert werden. Gleichzeitig wird das Erlernen einer entspannten Kieferhaltung im Alltag erleichtert, und die Kiefer-Meditation nutzt die Kraft des Unterbewusstseins, um das Kiefer-System auszubalancieren.

Die natürliche Kieferbalance

Um zu erfahren, was natürliche Kieferbalance ist, möchte ich zunächst veranschaulichen, was es *nicht* ist. Natürliche Kieferbalance bedeutet nicht, ein makelloses Gebiss oder eine optimale Verzahnung zu haben – also ein optimales Verhältnis, in dem der Oberkiefer zum Unterkiefer steht und wie die Zähne aufeinandertreffen. Kieferbalance ist auch nicht gleichzusetzen mit Kieferentspannung, denn es geht hier um eine Wohlspannung – nicht zu viel und nicht zu wenig. Es ist ein Trugschluss, zu glauben, dass der Kiefer immer entspannt sein müsste. Das Leben ist ein ständiger Wechsel zwischen Anspannung, Entspannung und Ausdehnung, und dasselbe gilt auch für gesunde Muskeln! Es ist ebenso nicht wahr, dass der Kiefer bei Beschwerden unbedingt geschont werden müsste, beispielsweise durch weiche Nahrung. Natürliche Kieferbalance kann nicht durch entspannende Massagen hergestellt werden, genauso wenig kann der Kiefer ausschließlich auf körperlicher Ebene ins Gleichgewicht gebracht werden.

Was bedeutet also natürliche Kieferbalance? Ein ausbalancierter Kiefer hat folgende Merkmale:

- In Ruhe befindet er sich in einer entspannten Schwebelage, während die Zahnreihen etwas geöffnet sind.
- Der Unterkiefer gleitet geschmeidig in den Kiefergelenken und lässt sich mühelos und symmetrisch öffnen und schließen.
- Beim Sprechen unterstützen die Kieferbewegungen eine wohlklingende

Stimmgebung und eine klare Ausdrucksweise.

- Kiefermuskeln und Zunge bilden eine optimale funktionelle Einheit und ergänzen sich gegenseitig in Ruhe und in Bewegung.
- Ein ausbalancierter Kiefer fühlt sich gut an, Schmerzen und Verspannungen weisen auf ein Ungleichgewicht im Kiefer-System hin.
- Eine natürliche Kieferbalance zeigt sich auch darin, dass die eigenen Bedürfnisse offen kommuniziert werden können.
- Der Mensch hat außerdem den richtigen Biss, um seine Anliegen umzusetzen, ohne dabei verbissen zu sein.

Den Kiefer ins Gleichgewicht zu bringen ist enorm wichtig, denn ein bestehendes Ungleichgewicht verschlechtert sich über die Jahre, wenn nichts dagegen getan wird. Ungleichgewicht bedeutet, dass etwas schwerer wiegt. Genau in diese Richtung zieht dann unsere Aufmerksamkeit. Wenn wir also nichts tun, um wieder ins Gleichgewicht zu kommen, dann tendieren wir zunehmend in die Richtung des »Problems«. Dieses gewinnt dadurch an Kraft, und der Zustand verschlechtert sich oder weitet sich, durch den natürlichen Ausgleichsversuch des Körpers, auf andere Regionen aus. Diesen Vorgang nennt man »Kompensation«. Es ist also genau jetzt der richtige Moment, einen bewussten Schritt in Richtung Kiefergesundheit zu tun.

Wissen heilt!

Wissen ist ein zentraler Schlüssel, damit du selbst Experte für deine Kiefergesundheit werden kannst. Jeder Mensch ist individuell und somit nicht in ein starres Konzept zu pressen. Deshalb ist es so wichtig, dass du auf deine innere Führung achtest und Ratschläge von außen mit dem abgleichst, was du selbst als richtig empfindest.

Aus meiner Erfahrung ist es von großer Bedeutung, zu verstehen, wie die Dinge funktionieren. Wenn du beispielsweise genau weißt, dass ein Schnupfen nach ein paar Tagen von selbst heilt, hast du weniger Angst und Bedenken und brauchst weniger Hilfe von außen. Du wirst dich ein paar Tage ausruhen, und mit der Gewissheit, dass es dir bald wieder besser gehen wird, kannst du diese Zeit durchstehen. Nehmen wir an, du bist in ein fremdes Land verreist und bekommst plötzlich Erkältungssymptome. Du hast im Reiseführer zuvor gelesen, dass es dort eine gefährliche Stechmücke gibt, die eine tödliche Krankheit überträgt, und dass als erstes Symptom oft Schnupfen auftritt. Wie würde es dir in dieser Situation gehen? Das Symptom ist dasselbe wie bei einer gewöhnlichen Erkältung, die mentale Einstellung dazu jedoch eine andere. Im zweiten Fall blockieren Angst und Gefühle der Hilflosigkeit die Selbstheilungskräfte des Körpers, und höchstwahrscheinlich würde der Schnupfen im fremden Land zumindest stärker ausfallen als im ersten Fall zu Hause.

Was hat das nun mit dem Kiefer zu tun? Auch bei Kieferbeschwerden sind Wissen und die innere Haltung entscheidend für Prozesse der Veränderung und Heilung! Ich erinnere mich sehr gerne an eine Dame, die jahrzehntelang unter ihren Kieferproblemen litt und schon viele Methoden ohne Erfolg ausprobiert hatte. Anfangs war sie skeptisch, doch bereits nach ein paar Tagen konnte sie erste Verbesserungen durch Kiefer-Yoga spüren. Sie verstand ihren Kiefer und ihre Beschwerden besser und gewann Vertrauen. Ihr Beispiel zeigt auch, dass keine Diagnose endgültig ist.

Anatomie des Kiefers

Damit du deinen Kiefer besser verstehst, möchte ich dir nun in Grundzügen seine Anatomie erklären. Für mich sind die Zusammenhänge, in die der Kiefer integriert ist, faszinierend, und ich hoffe, ich kann dich auch dafür begeistern.

Das Kiefergelenk

Der Kiefer besteht aus dem Oberkiefer und dem Unterkiefer. Der Oberkiefer ist Teil des Schädelknochens und über das Kiefergelenk mit dem beweglichen Unterkieferknochen verbunden. Tatsächlich bewegt sich nur der Unterkiefer!

Unter den Gelenken im Körper ist das Kiefergelenk einzigartig. Seine erste Besonderheit liegt darin, dass es aus zwei Teilen besteht: Das rechte und das linke Kiefergelenk bilden eine funktionelle Einheit. Die beiden »Zwillinge« müssen fein aufeinander abgestimmt funktionieren, sonst kommt es zu Störungen im Bewegungsablauf.

Hier kommt unser erster »Kiefer-Check«, also eine Übung zur Selbstbeobachtung. Mache dir bitte Notizen von all deinen Erfahrungen und Erkenntnissen, denn diese sind sehr wertvoll!

KIEFER-CHECK: Ertaste nun dein Kiefergelenk, es befindet sich direkt vor deinem Ohr. Wenn du den Mund öffnest und schließt, spürst du die Bewegung im Gelenk. Vielleicht bemerkst du, dass ein Gelenk höher oder weiter vorne liegt als das andere; das ist bei den meisten Menschen der Fall. Die Natur bringt keine vollkommene Symmetrie hervor. Du kannst jetzt erfühlen und hören, ob es in deinem Kiefergelenk knackt. Notiere alles, was dir in den Sinn kommt.

Das Kiefergelenk wird aus der Gelenkspfanne des Oberkiefers im Schädelknochen und dem Gelenkskopf des Unterkiefers gebildet. Auf dem Gelenkskopf sitzt eine Knorpelscheibe *(Diskus)*, die in dem Gelenksspalt mit dem Gelenkskopf mitgleitet. Ich vergleiche Knorpelscheibe und Gelenkskopf immer mit einem Reiter und seinem Pferd. Normalerweise sitzt der Reiter (Knorpelscheibe) immer auf seinem Pferd (Gelenkskopf) und macht dessen Bewegungen mit. Bitte merke dir dieses Bild von »Reiter und Pferd«, wir werden es später wieder brauchen.

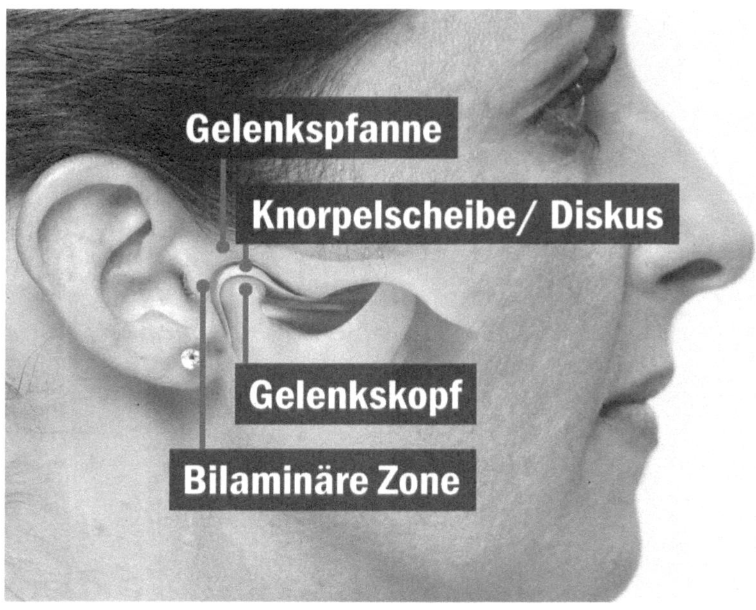

Das Kiefergelenk

Die sogenannte *bilaminäre Zone* befindet sich im hinteren Teil des Gelenks in Richtung des Gehörgangs. Sie ist gut durchblutet und enthält, im Gegensatz zur Knorpelscheibe, Schmerzfasern. Wenn du vorsichtig deine kleinen Finger in die Gehörgänge einführst und sanft nach vorne in Richtung Nase drückst, kannst du direkt die bilaminäre Zone spüren.

Umgeben ist das Gelenk von Bändern, Muskeln und Faszien, die es stabilisieren und bewegen.

Die zweite Besonderheit des Kiefergelenks ist die Art seiner Bewegung: eine Kombination aus einer Roll- und Gleitbewegung. Zunächst rollt oder dreht sich der Gelenkskopf in der Pfanne. Wird der Mund weiter geöffnet, gleitet der Gelenkskopf samt Diskus nach vorne.

KIEFER-CHECK: Das kannst du spüren, indem du deine Finger auf das Kiefergelenk legst. Du öffnest langsam deinen Mund und spürst eine kleine »Kugel« hervortreten (Rollbewegung). Ab einem bestimmten Öffnungsgrad bewegt sich diese »Kugel« nach vorne unten in Richtung Mund – das ist die Gleitbewegung. Nun kann es sein, dass sich diese Bewegungen an den beiden Kiefergelenken unterschiedlich anfühlen. Möglicherweise sind die Bewegungen rechts und links auch zeitversetzt, beispielsweise spürst du rechts die Gleitbewegung früher als links. Oder du spürst gar keine Rollbewegung, auch das kann sein. Schreibe bitte alle Beobachtungen wertfrei auf.

Eine gesunde Kieferbewegung ist gekennzeichnet durch eine lange Rollphase und eine möglichst große Symmetrie zwischen dem rechten und linken Kiefergelenk. Ein Knacken im Kiefergelenk beim Öffnen oder Schließen ist grundsätzlich nicht *pathologisch,* also nicht krankhaft, weist allerdings auf ein muskuläres Ungleichgewicht hin.

Die Kiefermuskeln

Du hast die Bewegung des Unterkiefers beim Öffnen und Schließen des Mundes erfahren. Diese wird durch die Kiefermuskeln ermöglicht. Es gibt vier Muskelpaare: die Kaumuskeln, die Schläfenmuskeln sowie die inneren und äußeren Flügelmuskeln.

Der Kaumuskel *(Musculus masseter)* ist ein sehr kräftiger Mundschließer. Du kannst ihn als Wulst am Kieferwinkel ertasten, wenn du die Zähne fest zusammenbeißt. Er verläuft vom Kieferwinkel zum Jochbein – dem prominenten Knochen unterhalb des Auges, den viele Frauen durch Rouge betonen. Dieser Kaumuskel formt ein markantes Gesicht. Mit ein bisschen Übung kannst du sehen, wer viel zubeißt und demnach einen gut trainierten Kaumuskel hat.

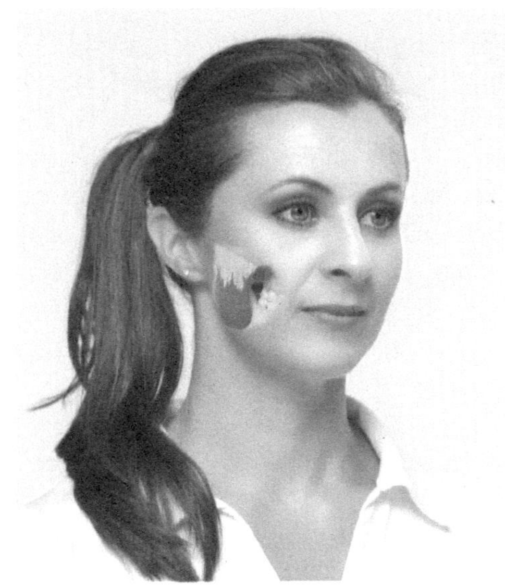

Kaumuskel/Massetermuskel

KIEFER-CHECK: Ertaste deinen Kaumuskel auf beiden Seiten und vergleiche seinen Härtegrad. Schmerzt es, wenn du auf den Muskel drückst? Entspricht dein Kaumuskel, wenn du die Zähne zusammenbeißt, eher dem Härtegrad einer Fingerkuppe oder dem des Schädelknochens? Ein gesunder, ausbalancierter Kaumuskel reagiert nicht schmerzhaft auf Druck. Er fühlt sich weich an, wie eine Fingerkuppe, und hat keine Knoten.

Die inneren Flügelmuskeln *(Musculus pterygoideus medialis)* bilden gemeinsam mit dem Kaumuskel *(Musculus masseter)* eine kräftige Muskelschlinge, die den Unterkiefer anhebt und uns zubeißen lässt. Die inneren Flügelmuskeln befinden sich innenseitig, der Kaumuskel außenseitig, also vom Gesicht aus ertastbar.

Der Schläfenmuskel *(Musculus temporalis)* unterstützt ebenfalls den Mundschluss. Wenn du zusammenbeißt, spürst du diesen Muskel im Schläfenbereich. Er zieht großflächig von den Schläfen nach oben und kann bei Verspannungen zu Kopfschmerzen führen.

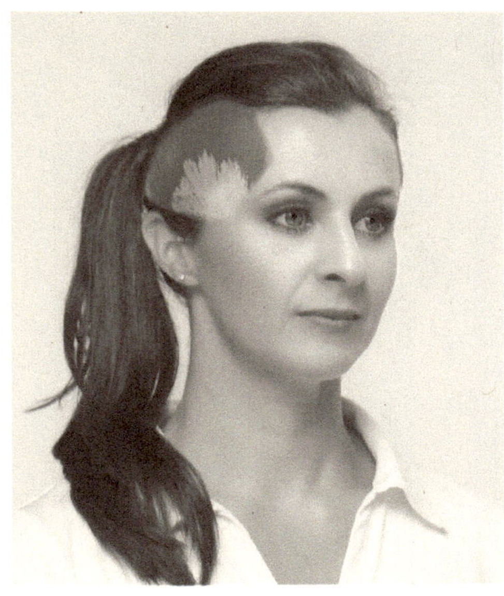

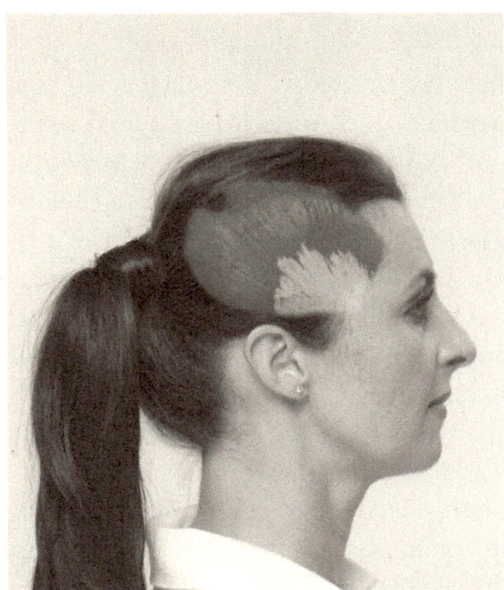

Schläfenmuskel

Ein Hinweis darauf, dass deine Kaumuskeln verspannt sind, ist eine eingeschränkte Mundöffnung. Vielleicht kennst du das Gefühl eines »eingerosteten« Kiefers am Morgen nach dem Aufwachen? Normalerweise sollten drei Fingerbreiten zwischen die obere und untere Zahnreihe passen.

KIEFER-CHECK: Nimm einfach Zeige-, Mittel- und Ringfinger und lege sie aneinander. Beuge sie leicht ab und führe die Fingergelenke bei maximal geöffnetem Mund zwischen deine Schneidezähne. Bei wohlgespannten Kaumuskeln haben alle drei Fingergelenke zwischen den Zahnreihen Platz. Ist das bei dir nicht der Fall? Dann ist es sinnvoll, deine Kaumuskeln mit Kiefer-Yoga zu entspannen - mit dem Lesen dieses Buches bist du ja bereits auf dem richtigen Weg.

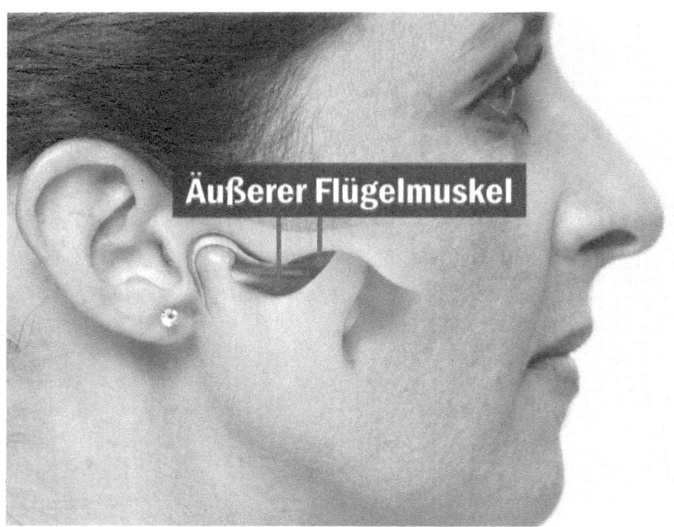

Äußerer Flügelmuskel

Die äußeren Flügelmuskeln *(Musculus pterygoideus lateralis)* sind kleinere Muskeln, die einerseits die Seitbewegungen und andererseits die Vorwärtsbewegung des Unterkiefers ermöglichen. Zusätzlich unterstützen sie noch den Kieferschluss.

Wichtig zu wissen ist, dass der äußere Flügelmuskel direkt am Diskus (Knorpelscheibe) des Kiefergelenks ansetzt. Ist dieser Muskel verspannt, schränkt er den Diskus in seiner Beweglichkeit ein, und es kann zum Knacken im Kiefergelenk kommen. Diesen Zusammenhang werde ich später noch genauer erklären.

Wie du siehst, sind die Kiefermuskeln für das Schließen des Kiefers verantwortlich, doch wie wird der Mund geöffnet? Einerseits durch die Schwerkraft und andererseits durch die Zungenbeinmuskeln. Das Zungenbein befindet sich oberhalb des Kehlkopfes an der Zungenwurzel. Die Muskeln setzen am Zungenbein an und ziehen den Unterkiefer nach unten. In einem direkten Vergleich sind jedoch die Kieferschließer deutlich stärker als die Kieferöffner. Dieses Verhältnis begünstigt eine überhöhte Spannung im Kiefer, vor allem dann, wenn die Kieferschließer zusätzlich übermäßig trainiert werden, beispielsweise durch schädliche Gewohnheiten wie Wangenbeißen, Nägelkauen oder Zähnepressen.

KIEFER-CHECK: Welche Bewegungen sind also mit dem Kiefer möglich? Bitte versuche folgende Bewegungen gleich selbst und beobachte mögliche Seitenunterschiede, Knackgeräusche oder Bewegungseinschränkungen:

- Öffne und schließe deinen Kiefer.
- Führe mit deinem Unterkiefer Seitwärtsbewegungen nach links und rechts aus.
- Bewege deinen Kiefer nach vorne und wieder zurück.
- Beschreibe mit deinem Unterkiefer eine »liegende Acht«.

Bei ausgeglichenen Kiefermuskeln sind diese Bewegungen fließend möglich, ohne zu zittern oder zu zucken. Vor allem die Kieferöffnung sollte möglichst gerade erfolgen.

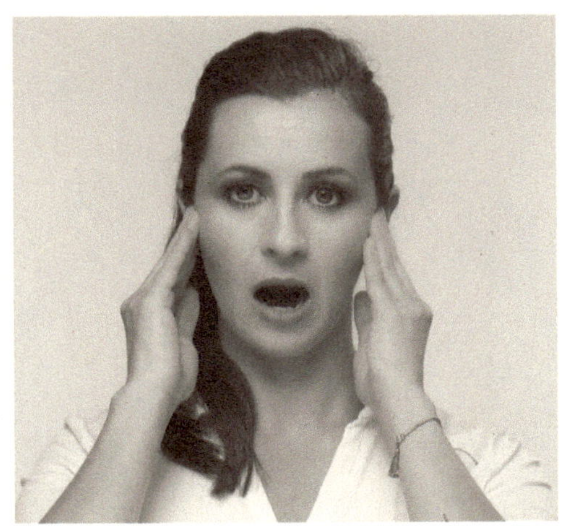

KIEFER-CHECK: Stelle dir eine senkrechte Linie vor, die von deiner Nasenspitze zum Kinn verläuft. Der Unterkiefer läuft im Idealfall dieser geraden Linie entlang. Es kann sein, dass dein Kiefer zu einer Seite abweicht, oder auch, dass er abweicht und später wieder zur Mittellinie zurückkehrt. Aus meiner Erfahrung spielen hier die Muskelbalance und das koordinierte Zusammenspiel der Muskeln im Mund-Kiefer-Gesicht-System eine entscheidende Rolle. Kiefer-Yoga fördert genau diese Aspekte. Oft ist eine Abweichung von dieser senkrechten Mittellinie beim Öffnen des Kiefers mit einem Knacken im Kiefergelenk verbunden. Notiere bitte wiederum alles, was dir auffällt.

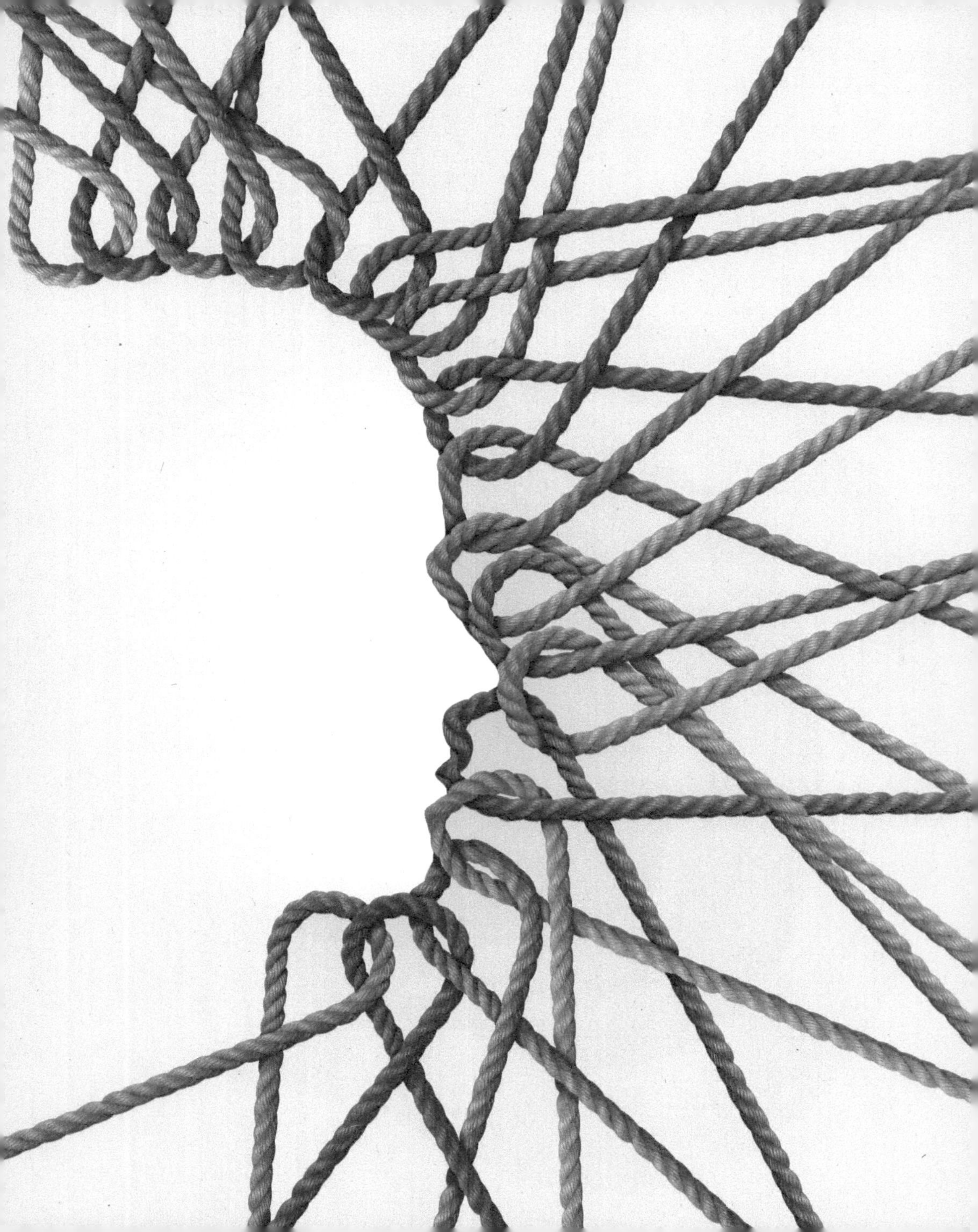

Kiefer-Systeme

Die Kiefer-Systeme bilden die Grundlage für ein ganzheitliches Verständnis von Kiefergesundheit. Um den Kiefer ein Leben lang gesund und funktionsfähig zu halten, müssen sich alle vier Systeme, in die der Kiefer eingebettet ist, im Gleichgewicht befinden:

1. das Mund-Kiefer-Gesicht-System
2. das Körper-Kiefer-System
3. das Kiefer-Stress-System
4. das feinstoffliche Kiefer-System

Im Folgenden möchte ich dir die ersten drei Systeme näherbringen. Das feinstoffliche Kiefer-System bildet die Grundlage des Kiefer-Yoga MIND und wird somit erst später in dem dazugehörigen Kapitel erklärt.

Das Mund-Kiefer-Gesicht-System

Das Mund-Kiefer-Gesicht-System hat die wichtigen Aufgaben des Aufnehmens, Zerkleinerns und Schluckens der Nahrung, sowie der Atmung, des Sprechens und Singens. Das alles sind unbewusste oder automatisierte Vorgänge. Das Mund-Kiefer-Gesicht-System besteht aus einem inneren und einem äußeren Funktionskreis.[1] Um das System

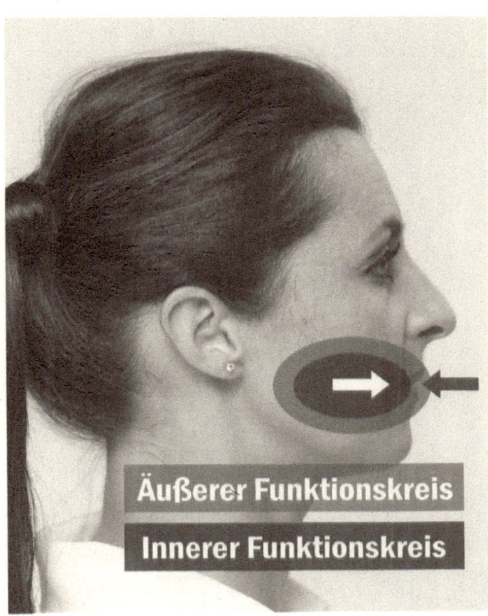

gesund zu erhalten, sollten beide Funktionskreise im Gleichgewicht zueinander stehen. Dieses exakt aufeinander abgestimmte Zusammenspiel macht das System vielseitig, aber gleichzeitig auch sehr anfällig für Störungen. Damit es optimal funktionieren kann, ist ein muskuläres Gleichgewicht unabdingbar.

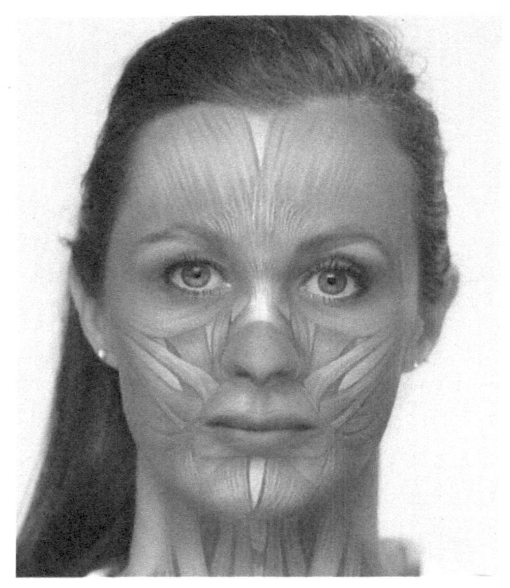

Mimische Muskulatur

Der äußere Funktionskreis umfasst die mimische Muskulatur und die Kaumuskeln. Dreiundzwanzig (!) Muskelpaare bewegen das Gesicht und ermöglichen Mimik, Sprechen, Singen und zum Teil das Schlucken. Die vier Kaumuskeln habe ich weiter oben bereits beschrieben.

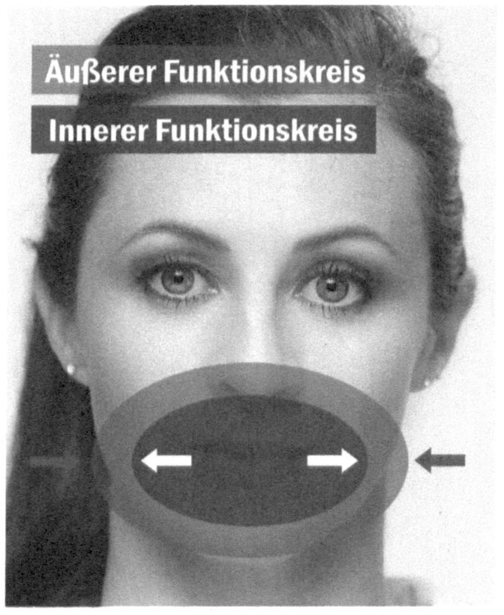

Zunge und Mundboden bilden den inneren Funktionskreis. Aufgrund der vielen Muskeln innerhalb der Zunge ist diese in alle Richtungen stark verformbar. Neben den Geschmacksknospen verfügt sie über Tastzellen, die ein dreidimensionales Ertasten ermöglichen. Das wird einem klar, wenn ein Speiserest zwischen den Zähnen steckt. Die Zunge vermittelt uns ein weitaus größeres Bild des Fremdkörpers, als er tatsächlich ist. Diese Eigenschaft der Zunge, sich immer zum Fremdkörper hinzubewegen, kann Auslöser für eine Gewohnheit sein, die sich negativ auf das Kiefer-System auswirkt. Beispielsweise haben Menschen mit

Zahnprothesen oder Zahnspangen oft das Problem, dass die Zunge unaufhörlich an Teile der Apparatur drückt. Auf diese schädlichen Gewohnheiten (fachsprachlich: *Habits*) werde ich im Kapitel »Kiefer-Yoga MIND« ausführlich eingehen. Die Zunge ist außerdem wichtiger Bestandteil des Sprechens, Kauens und Schluckens. Da das Schlucken ein weitgehend unbewusster, zum Teil sogar reflektorischer Vorgang ist, schluckt die Zunge von dort aus, wo sie sich gerade in Ruhe befindet. Die *Zungenruhelage,* also die Position, in der sich die Zunge normalerweise in Ruhe befindet, ist zugleich Schluck-Ausgangspunkt und beeinflusst somit die Art und Weise, wie wir schlucken. Liegt sie in der richtigen Position am Gaumen, wirkt die Kraft in einer wellenförmigen Bewegung gegen den Gaumen. Und der Gaumen benötigt genau diese Kraft, um sich in Kindheit und Jugend optimal zu entwickeln!

Das Tonschalenmodell

Das Tonschalenmodell ist eine schematische Darstellung in Anlehnung an das »Kugelschalenmodell« nach Erhard Thiele[2] des Mund-Kiefer-Gesicht-Systems, anhand dessen ich die formgebende Funktion der muskulären Kräfte und das Zusammenspiel der beiden Funktionskreise verbildlichen möchte. Vielleicht hast du schon einmal mit einer sich drehenden Töpferscheibe getöpfert?

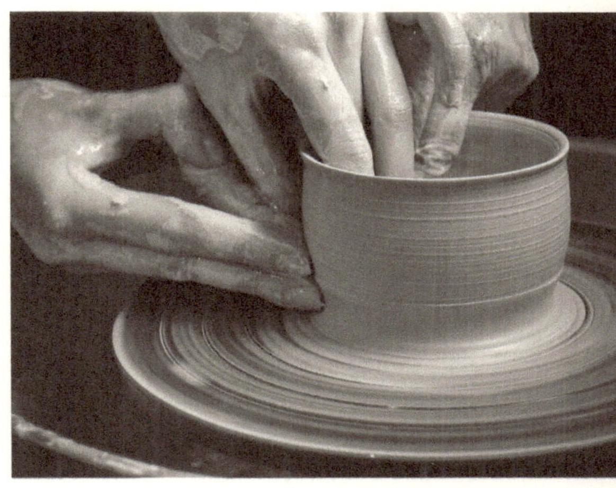

Um eine gleichmäßige, runde Schale aus Ton zu formen, legt man die Tonmasse zuerst auf die Töpferscheibe. Wenn die Scheibe sich dreht, gibt man von außen einen gleichmäßigen Druck mit beiden Händen, sodass eine Kugel entsteht. Würde man auf einer Seite mehr Druck geben als auf der anderen, würde sich die Tonkugel verformen. Übertragen auf das Mund-Kiefer-Gesicht-System würde die Tonkugel den Ober- und Unterkiefer und die Zähne repräsentieren, die Hände entsprächen den Muskeln des äußeren Funktionskreises – also den Gesichts- und Kaumuskeln.

Damit aus der Tonkugel eine Schale wird, legt man die Finger auf die Kugel und gibt vorsichtig Druck nach unten und außen, sodass man die Schale von innen ausformen kann. Auch hier ist es wichtig, die Kraft gleichmäßig zu verteilen, würde man zu viel Druck auf eine Seite ausüben, würde sich der Rand der Schale deformieren. Im Mund-Kiefer-Gesicht-System ist es die Zungenmuskulatur, die formgebend von innen wirkt.

Um eine gleichmäßige, stabile Tonschale zu erzeugen, müssen also die zentrifugalen Kräfte der Zunge nach außen und die zentripetalen Kräfte der Gesichts- und Kaumuskeln nach innen in einem Gleichgewicht zueinander stehen. Ist dieses Gleichgewicht gestört, kommt es zu Formveränderungen der Schale, welche sich als Zahn- und Kieferfehlstellungen und Asymmetrien zeigen.

In Kindheit und Jugend ist diese Tonschale noch weich und verformbar, weshalb ein Normalisieren der muskulären Kräfte in dieser Zeit die meisten Auswirkungen auf die Zahn- und Kieferstellung hat. Tipps, wie du Kiefer-Yoga für deine Kinder sinnvoll anwenden kannst, werde ich dir im letzten Kapitel dieses Buches geben.

Zähne und Kiefer

Die Zähne spielen eine wichtige Rolle beim Erkennen von schädlichen Gewohnheiten im Kieferbereich. So zeigt sich beispielsweise ein Zungenstoß beim Schlucken oft in einem *offenen Biss,* was bedeutet, dass sich ein Spalt zwischen den oberen und unteren Schneidezähnen bildet, wodurch das Abbeißen erschwert sein kann.

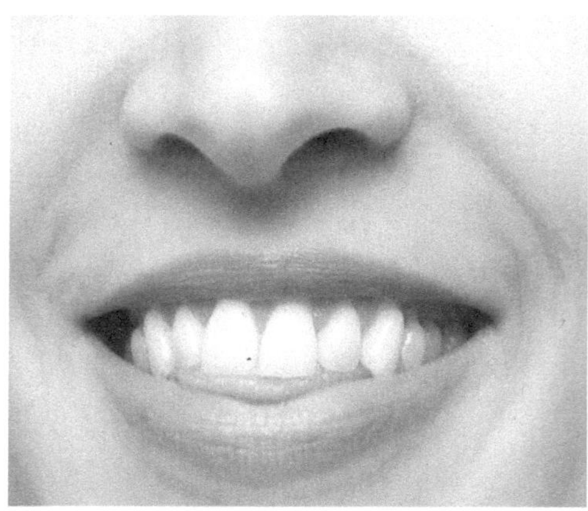

Offener Biss

Zähneknirschen verursacht Zahnschäden, und ein erhöhter Wangentonus kann zum Nach-innen-Neigen der Mahlzähne oder zum Zahnfleischrückgang führen.

Die Zähne bestehen aus dem härtesten Material im menschlichen Körper und sind eine gute Projektionsfläche für immer wiederkehrende Gewohnheiten. Zahnschäden entstehen nicht durch eine einzige »durchknirschte« Nacht. Vermutlich sind nicht alle Abweichungen von der normalen Zahn- und Kieferstellung in Bezug auf die Kiefergesundheit zwingend problematisch. Beispielsweise können die Auswirkungen der Verzahnung auf den Körper mithilfe kinesiologischer Tests überprüft werden. Oft sind schiefe Zähne vielmehr ein ästhetisches Problem als ein funktionelles.

Wie du im nächsten Kapitel sehen wirst, befindet sich der Kiefer in einer sogenannten *Ruheschwebelage.* Das bedeutet, dass die Zahnreihen in Ruhe *niemals* zusammengebissen sein sollten, außer beim Schlucken und Kauen. Das macht auf den Tag gerechnet ungefähr dreißig Minuten aus, in denen die Zähne des Oberkiefers mit denen des Unterkiefers Kontakt haben. Hier stellt sich für mich die Frage, wie essenziell wichtig eine perfekte Verzahnung ist. Wie schon gesagt, beschreibt Verzahnung das Verhältnis, in dem der Oberkiefer zum Unterkiefer steht und wie die Zähne aufeinandertreffen. Könnte es sein, dass Kieferprobleme durch Störungen der Verzahnung erst dann entstehen, wenn die Zähne gewohnheitsmäßig sehr häufig und lange aufeinandergepresst werden, wie es beim Zähnepressen und Zähneknirschen der Fall ist? Ich möchte hier keine Antworten auf diese Fragen geben, sondern an dich appellieren, mithilfe dieses Buches selbst auf eine Forschungsreise zu gehen und eigene Erfahrungen und Erkenntnisse zu sammeln.

Die Zunge-Kiefer-Funktionseinheit

Die Zunge bildet mit dem Kiefer eine funktionelle Einheit. Beim Kauen schiebt die Zunge die Nahrung seitlich zwischen die Mahlzähne, damit diese zerkleinert werden kann. Diese Zungenseitwärtsbewegung ist nicht angeboren und wird von Babys erst erlernt, wenn sie feste Nahrung zu kauen beginnen. Damit entwickelt sich auch die Zungenfunktion weiter und kann sich im Mund von der einen zur anderen Seite bewegen.

KIEFER-CHECK: Du kannst deine Zunge beim Schlucken beobachten: Drückt sie während des Schluckens gegen oder sogar zwischen die Zähne? Wenn du dir nicht sicher bist, kannst du einen Spiegel zu Hilfe nehmen und mit breit gezogenen Lippen (wie beim Lächeln) schlucken. Wenn du deine Zunge siehst oder sich Speichel während des Schluckens zwischen den Zähnen hervordrückt, ist das ein Hinweis dafür, dass die Zunge während des Schluckens nach vorne stößt. Der Fachausdruck hierfür ist *Zungenstoß*. Deine Beobachtungen kannst du wieder aufschreiben.

Ein Zungenstoß weist auf eine Fehlfunktion im Mund-Kiefer-Gesicht-System hin. Häufig ist das der Fall bei Kindern, die lange aus der Babyflasche trinken oder den Beruhigungssauger (»Schnuller«) bis ins Kindergartenalter behalten wollen. Aus meiner Erfahrung kann der Zungenstoß auch einfach von den Eltern abgeschaut werden, denn Kinder lernen durch Nachahmung.

Natürlicherweise bewegt sich die Zunge beim Schlucken wellenförmig gegen den Gaumen, ohne dabei die Schneidezähne zu berühren. Der Kiefer ist währenddessen geschlossen, und die Zahnreihen haben Kontakt, sodass sich die Zunge frei bewegen kann. Mit Kiefer-Yoga wird die Zunge kräftiger, koordinierter und beweglicher, sodass sie diese Bewegung bald mühelos ausführen kann.

Die funktionelle Einheit von Zunge und Kiefer besteht nicht nur in Bewegung, wie hier beim Kauen und Schlucken beschrieben, sondern auch in Ruhe. Eine wenig bekannte Tatsache ist, dass die Zunge in Ruhe, das heißt, wenn sie nicht zum Essen, Trinken, Schlucken oder Sprechen benötigt wird, den Unterkiefer trägt. Die natürliche, gesunde Zungenruhelage stabilisiert somit auch den Kiefer in der richtigen Position – mühelos sogar nachts, wenn wir schlafen. Das ist aus meiner Sicht einer der Schlüsselfaktoren bei Kieferproblemen und Schnarchen, wie ich später noch erklären werde.

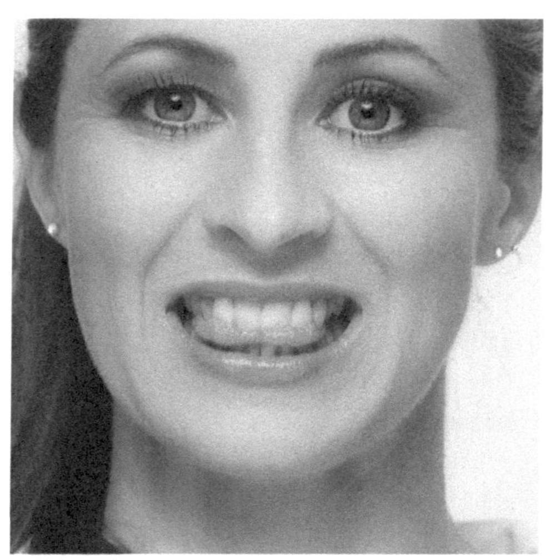

Zungenstoß

Jetzt möchte ich dir eine Geschichte erzählen. Stelle dir den menschlichen Körper als erfolgreiches Unternehmen vor, in dem viele hoch spezialisierte Mitarbeiter tätig sind. Das Aufgabengebiet der Mitarbeiterin Zunge erstreckt sich vom Sprechen über das Schlucken bis hin zur Zwischenzahnreinigung. In Ruhe bildet sie ein Team mit dem Kollegen Unterkiefer und sorgt dafür, dass dieser in der natürlichen, entspannten, optimalen Position bleibt. Ansonsten würde der Unterkiefer nach unten fallen, und das Unternehmen Mensch würde wertvolle Energieressourcen über den offenen Mund verlieren. Manchmal kommt es vor, dass die Zunge Urlaub macht und sich nicht in ihrer notwendigen Position und Funktion befindet. Dann muss ein anderer Mitarbeiter die Aufgabe der Zunge übernehmen. Der Kaumuskel ist der »stärkste Typ« im Unternehmen und übernimmt die Aufgabe der Zunge, nämlich den Unterkiefer in der richtigen Position zu halten. Da der Kaumuskel jedoch ein kräftiger Bodybuilder mit starken Muskeln ist und kein ausdauernder Marathonläufer, der unter ständigem Einsatz den Unterkiefer halten könnte, wird dieser schnell überfordert. Er gerät aus der Balance und schließlich in den Burn-out. Dann leidet er an Schmerzen und Verspannungen, die gerne in umliegende Bereiche wie Ohren, Nacken, Schultern und Rücken ausstrahlen. Was ist hier die Strategie zur Lösung des Problems? Die Zunge muss ihren Urlaub vorzeitig beenden und ihre Aufgabe, nämlich den Unterkiefer zu halten, wieder übernehmen. Dann wird der Kaumuskel entlastet und kann sich entspannen. Das Unternehmen Mensch ist somit in Balance und voll funktionsfähig.

Mit Kiefer-Yoga bringst du nicht nur deine Zunge zurück in die Verantwortung, sondern übernimmst auch Selbstverantwortung für deine Kiefergesundheit. Jetzt verstehst du, warum Kiefer-Yoga eine dauerhafte Lösung ist. Während Massagen und viele andere Kieferentspannungstechniken nur vorübergehend wirken, da sie allein die Symptome bekämpfen, setzt Kiefer-Yoga direkt an der Ursache an. Die Kaumuskeln verspannen immer und immer wieder, solange die Zunge ihre Aufgabe, den Unterkiefer zu halten, nicht richtig ausführt. Und das kann sie nur in der richtigen Ruhelage tun. Bestimmt fragst du dich jetzt, was denn die richtige, natürliche Zungenruhelage überhaupt ist?

Die natürliche Zungenruhelage

Zuerst möchte ich dich dazu einladen, herauszufinden, wo sich deine Zunge *derzeit* in Ruhe befindet. Hier geht es nicht um ein »Richtig« oder »Falsch«, sondern um ein neugieriges Bobachten, wie es die Kinder für gewöhnlich tun. Auch wenn du theoretisch nun schon weißt, wo sich die gesunde Ruhelage befinden sollte, bleibe bitte offen und verändere deine aktuelle Zungenruheposition nicht.

Es kursieren viele Meinungen über die richtige Position der Zunge. Die von mir im Folgenden dargestellte Zungenruhelage basiert unter anderem auf den Forschungen von Prof. Dr. Dr. Wilfried Engelke et al.[3] und stimmt mit der Meinung vieler meiner Kollegen aus der Myofunktionellen Wissenschaft *(Orofacial Myofunctional Science)* überein. Sie bringt aus meiner Erfahrung die besten Ergebnisse, wenn es um Kieferprobleme geht. Diese Zungenruhelage ist die natürliche, gesunde Ruheposition, wie sie jedes Baby entwickeln sollte, wenn es keine störenden Einflussfaktoren gibt, wie beispielsweise ein zu kurzes Zungenband, intensiver Gebrauch eines Beruhigungssaugers oder sehr langes Trinken aus der Babyflasche.

KIEFER-CHECK: Setze dich entspannt hin und richte deine Aufmerksamkeit in deinen Mundraum. Spüre nun zu deiner Zunge hin. Wo befindet sie sich gerade im Mund? Wo hat sie ihren »Lieblingsplatz«? Beginne mit der Zungenspitze. Ist die Zungenspitze oben am Gaumen, oder liegt sie unten am Mundboden? Vielleicht hat sie Kontakt zu den Schneidezähnen? Vielleicht liegt sie auch stärker auf der einen oder anderen Seite auf? Gehe mit deiner Aufmerksamkeit weiter nach hinten zum Zungenrücken. Berührt der hintere Teil deiner Zunge den Gaumen, oder liegt er unten, vielleicht schwebt er auch in der Mitte deines Mundes? Wo befinden sich deine Zungenseitenränder? Haben sie Kontakt zu den Mahlzähnen? Nimm abschließend noch wahr, ob deine Zähne aufeinandergebissen sind oder ob sich ein Spalt zwischen der oberen und unteren Zahnreihe befindet? Sind deine Lippen meistens offen oder geschlossen? Atmest du normalerweise durch die Nase oder durch den Mund?
Jetzt kennst du deine individuelle Ruhelage! Damit hast du den ersten Schritt auf dem Weg zu mehr Kiefergesundheit bereits getan, denn vor jeder Veränderung steht die Bewusstwerdung.

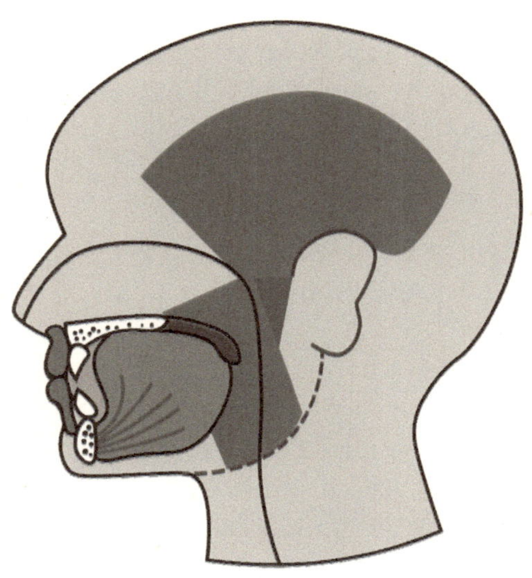

Natürliche Ruhehaltung: *dunkelgrau* = Lippen, *hellgrau* = Unterdruckbereich, *mittelgrau* = Zunge, *weiß (oben)* = harter Gaumen, *dunkelgrau* = weicher Gaumen und Gaumenzäpfchen, *dunkelgrau (großes Feld)* = Kaumuskeln

Wo also befindet sich die richtige Zungenruhelage? Wenn sich das Mund-Kiefer-Gesicht-System in Ruhe befindet, das heißt, wenn es nicht zum Essen, Trinken, Sprechen oder Singen benötigt wird, sollte sich die gesamte (!) Zunge oben am Gaumen befinden. Wie auf der Abbildung unten dargestellt, berührt die Zungenspitze die oberen Schneidezähne *nicht*, während sich die gesamte Zunge in Kontakt mit dem Gaumen befindet. Vor allem der hintere Zungenanteil – den wir zum Beispiel zum Produzieren des Lautes »k« benötigen – sollte Kontakt zum Gaumen haben.

Du wirst dich jetzt vielleicht fragen, warum genau das die richtige Position sein sollte. Dafür sprechen folgende Argumente: Die Zunge gibt dem Oberkiefer in dieser Position einen wichtigen Wachstumsimpuls, der dafür sorgt, dass sich Gaumen und Zahnbögen in der Kindheit und Jugend optimal entwickeln. Überdies kommt es durch die dargestellte Zungenruhelage und den dadurch entstehenden Unterdruck im Mundbereich zu einer Stabilisation des Unterkiefers. Durch eine andere Lage im Mund kann die Zunge den Unterkiefer nicht stabilisieren, und andere Muskelgruppen müssen diese Aufgabe übernehmen. Du erinnerst dich bestimmt an mein Beispiel vom »Unternehmen Mensch«? Diese Kompensation führt zu Verspannungen und Überlastungssymptomen speziell in der Kiefermuskulatur, die das gesamte Kiefer-System beeinflussen.

Als drittes Argument möchte ich das *Biofunktionelle Modell* nach Prof. Dr. Dr. Engelke anführen. Dieses ist ein relativ neues Modell des Mund-Kiefer-Gesicht-Systems, das auf dem Konzept des *dreifachen Mundschlusses nach Fränkel* basiert. Es beschreibt einen »geschlossenen« Ruhezustand, bei dem sich die gesamte Zunge oben am Gaumen befindet und im Mund ein subatmosphärischer Druck herrscht, wie es nach dem Schlucken der Fall ist. Diese gesunde, natürliche Ruheposition erzeugt ein Kräftegleichgewicht im gesamten Mund-Kiefer-Gesicht-System.[4]

Aus meiner langjährigen Erfahrung weiß ich, dass dieser geschlossene Ruhezustand nur dann erreicht werden kann, wenn die nötigen muskulären Voraussetzungen gegeben sind. Das bedeutet, dass die Zungen- und Lippenmuskulatur kräftig genug sein muss, um diese Verschlüsse dauerhaft halten zu können. Kiefer-Yoga ist eine wirksame Möglichkeit, die Muskeln des Mund-Kiefer-Gesicht-Systems zu kräftigen und in Ausgleich zu bringen sowie die gesunde Ruhehaltung von Zunge, Lippen und Kiefer zu erlernen. Dies bringt das System in eine Wohlspannung und verleiht ihm passive Stabilität, die sich mühelos selbst trägt.

Jede Abweichung von dieser geschlossenen Ruheposition, beispielsweise wenn die Zunge unten am Mundboden oder vorne an den Zähnen liegt, die Zähne dauerhaft geschlossen sind oder gewohnheitsmäßig durch den Mund geatmet wird, kann zu Muskelverspannungen, Fehlhaltungen, Zahn- und Kieferfehlstellungen, Schmerzen und sogar zum Schnarchen führen. Eine fehlende Balance im Kiefer hat auch weitreichende Auswirkungen, denn Kiefer und Körper sind eng miteinander verbunden, wie du im Kapitel »Das Körper-Kiefer-System« erfahren wirst.

Erlernen der richtigen Zungenruhelage

Die erste und wichtigste Übung im Kiefer-Yoga ist das Erlernen der richtigen, gesunden Zungenruhelage. Diese Position, wie ich sie lehre, entspricht den neuesten wissenschaftlichen Erkenntnissen. Ruhelage bedeutet, dass deine Zunge diese Position immer dann einnimmt, wenn sie nicht für das Sprechen, Schlucken oder die Nahrungsaufnahme gebraucht wird. Wenn sie sich also in Ruhe befindet, auch nachts, wenn du schläfst. Vielleicht fragst du dich jetzt, wie du im Schlaf an die richtige Zungenruhelage denken sollst? Diese Frage ist berechtigt und wird mir sehr oft gestellt. Die Antwort ist einfach. Sobald sich dein Körper mit der neuen Zungenruhelage wohl und sicher fühlt, wird er sie automatisch im Schlaf übernehmen. Das ist der Fall, wenn du tagsüber im Wachbewusstsein zu mindestens neunzig Prozent deine Zunge in der richtigen Position hast. Effektive Hilfen zum Umlernen und Automatisieren der neuen Zungenruhelage gebe ich dir später.

Vorübung zum Erlernen der richtigen Zungenruhelage

Die Zunge sollte sich in Ruhe weder unten am Mundboden noch vorne an oder zwischen den Zähnen befinden, sondern oben am Gaumen. Hier ist vor allem der hintere Zungenteil von Bedeutung, doch wie ist es möglich, diesen bewusst nach oben an den Gaumen zu heben? Dazu gibt es eine Vorübung, das »Zungenschnalzen«.

Bestimmt erinnerst du dich,
wie du als Kind mit der Zunge geschnalzt hast. Lege die Zungenspitze
circa einen Millimeter hinter die
oberen Schneidezähne und sauge
die Zunge an den Gaumen.
Dann lasse die Zunge mit einem
»Schnalzen« los, sodass sie sich
geräuschvoll vom Gaumen löst.

Im zweiten Schritt versuchst du, sehr langsam zu schnalzen und den Druck zu spüren, der sich aufbaut, bevor du das Schnalzgeräusch hörst. Genau diese Bewegung, die den Druck erzeugt, benötigen wir. Denn dann saugt sich die Zunge nach oben an den Gaumen. Sobald du die Zunge locker lässt, entsteht das Schnalzen. Wenn die Zunge richtig an den Gaumen gesaugt ist, kannst du, wenn du dich im Spiegel betrachtest, dein Zungenband hervortreten sehen. Dieses befindet sich unterhalb der Zunge.

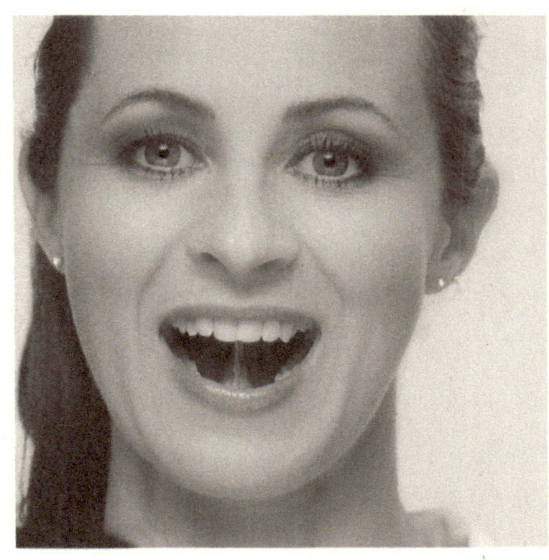

Ansaugen der Zunge an den Gaumen

Was kannst du tun, wenn das Ansaugen der Zunge nicht funktioniert? Du kannst unterstützend ein kleines Bonbon zwischen Zunge und Gaumen legen und dieses »schmatzend« lutschen. Dadurch kannst du die Zungenhebung gegen den Gaumen besser spüren. Manchmal ist das Ansaugen anfangs schwierig. Sobald du weißt, wie es geht, wird es einfacher. Achte bitte darauf, dass du die Zunge nicht einfach nach oben drückst, sondern tatsächlich ansaugst! Beachte bitte auch, dass du deine Zunge nicht umdrehst, sodass zwar die

Zungenspitze am Gaumen ist, der Zungenkörper sich aber nach vorne zwischen die Zahnreihen bewegt. Die Zunge sollte sich oben innerhalb des Zahnbogens befinden und nicht die seitlichen Mahlzähne überlappen. Wenn das Ansaugen der Zunge nicht gleich gelingt, gib nicht auf! Probiere das Zungenschnalzen einige Tage lang, und du wirst plötzlich bemerken, dass sich deine Zunge am Gaumen ansaugen lässt.

Die Meisterübung *Zu-Li-Ki-Na*

Zu-Li-Ki-Na ist eine Abkürzung für die richtige Ruhelage von Zunge *(Zu)*, Lippen *(Li)*, Kiefer *(Ki)* und der Nasenatmung *(Na)*. Diese Bezeichnung soll dich daran erinnern, dass du immer an alle vier Bereiche denken musst, denn sonst funktioniert die gesunde Ruheposition nicht! Würdest du also nur deine Zunge an den Gaumen saugen, aber deine Lippen offen lassen, kann sich keine entspannte Ruheposition einstellen, da der Unterdruck im Mund verloren geht, der die Zunge in der richtigen Position halten sollte.

Die folgenden Abbildungen zeigen, wie du *Zu-Li-Ki-Na*, also die natürliche Ruheposition einnimmst.

Sauge deine ganze Zunge nach oben an den Gaumen *(Zu)* – denke dabei an die Vorübung – und fokussiere deine Aufmerksamkeit auf den hinteren Zungenteil. Die Zungenspitze liegt circa einen Millimeter hinter den Schneidezähnen, wo du ziemlich sicher Gaumenrillen spüren kannst.

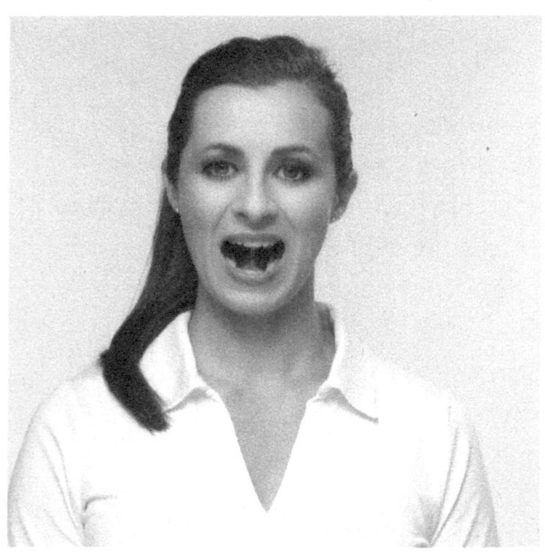

Schließe deine Lippen locker *(Li)* und achte darauf, dass kein Spalt zwischen deinen Lippen offen bleibt. Aktiviere deine Oberlippe und ziehe sie etwas nach unten in Richtung Unterlippe, während du deinen Kinnmuskel entspannst.

Entspanne deinen Kiefer *(Ki)*, bis du einen Unterdruck im Mundraum wahrnimmst. Achte darauf, dass sich dein Unterkiefer nicht nach vorne schiebt. Die Zahnreihen sind leicht geöffnet. Atme durch die Nase in dein Becken *(Na)*.

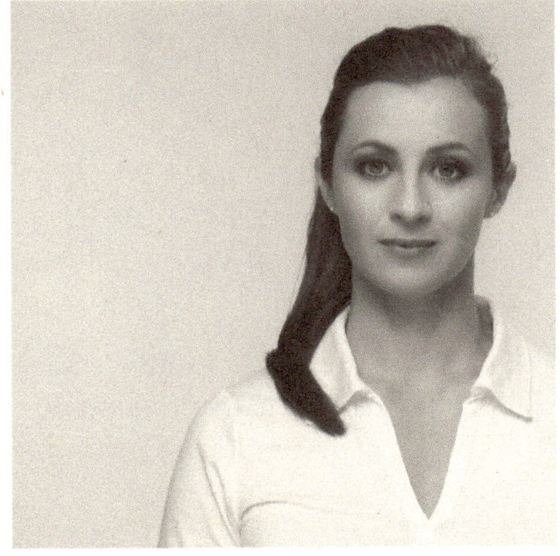

Natürliche Ruhehaltung *Zu-Li-Ki-Na*

Auch wenn sich diese Position jetzt sehr ungewohnt anfühlen mag, kann ich dir versprechen, dass sie schon nach wenigen Tagen immer angenehmer wird. Ziel ist es, dass deine Zunge keine Kraftanstrengung mehr braucht, um in Kontakt mit dem Gaumen zu bleiben. Sie wird durch dieses geschlossene System, vergleichbar mit einem Saugnapf, oben gehalten. Und in dieser Position trägt sie den Unterkiefer in der genau richtigen Position, wodurch dein gesamtes Kiefer-System wieder ins Gleichgewicht kommt. *Zu-Li-Ki-Na* soll in den nächsten Wochen deine neue Ruheposition werden, also 24 Stunden am Tag und sieben Tage die Woche, auch nachts, wenn du schläfst. Essen, Trinken, Sprechen, Schlucken und auch Küssen sind natürlich ausgenommen, denn hier brauchst du deinen Mund in Bewegung.

Mögliche Fehler beim Einnehmen von Zu-Li-Ki-Na sind:

- Die Zunge befindet sich zu weit vorne und berührt die Schneidezähne.

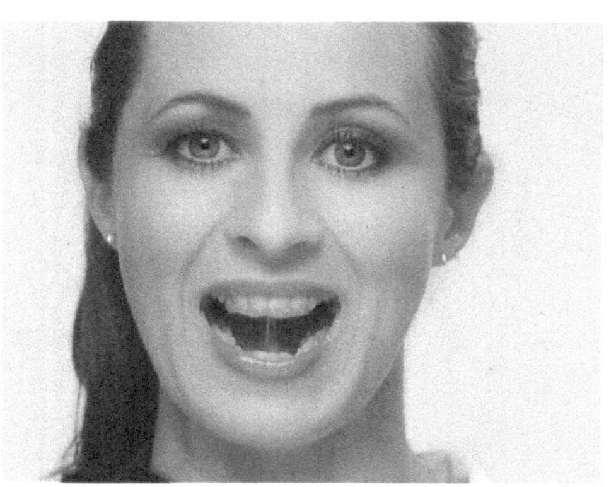

- Die Zunge überlappt seitlich die Mahlzähne.

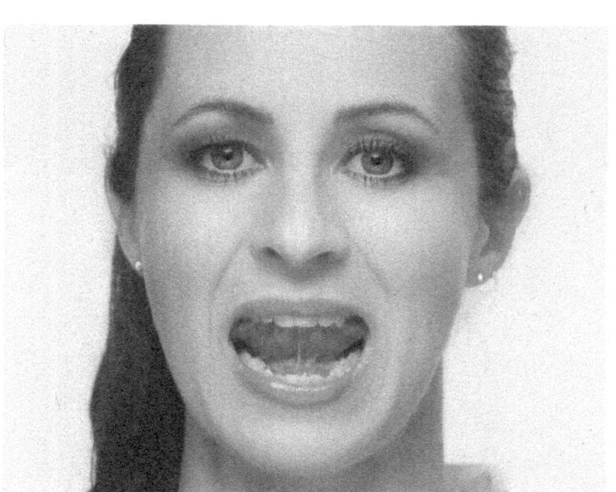

- Die Zunge wird nicht nach oben gesaugt, sondern nach oben gedrückt. Dadurch fehlt der Kontakt des hinteren Zungenteils mit dem Gaumen.

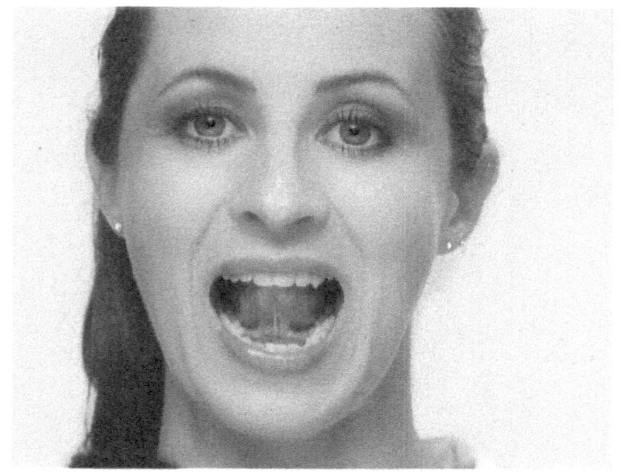

- Die Lippen sind leicht geöffnet. Ohne Lippenschluss kann der notwendige Unterdruck im Mundraum nicht entstehen.

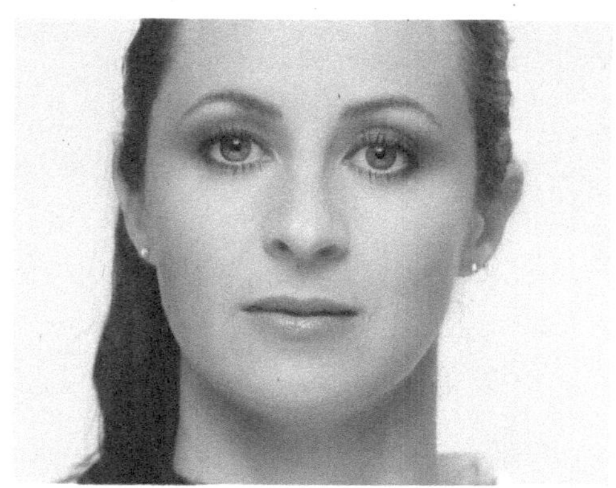

- Der Kinnmuskel ist angespannt.

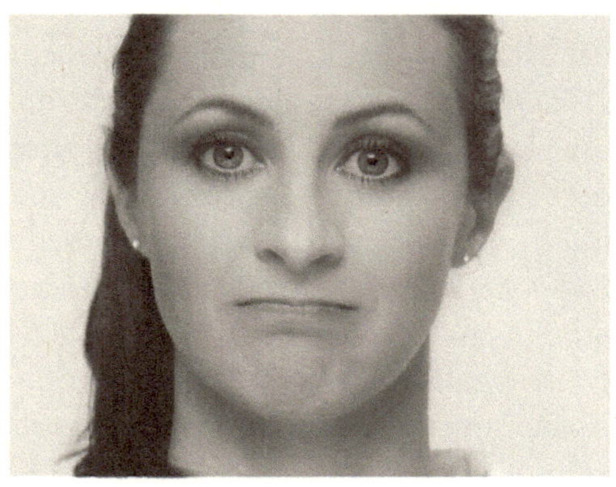

- Es befindet sich nicht die gesamte Zunge in Kontakt mit dem Gaumen, sondern nur der vordere Zungenanteil.

- Der Unterkiefer ist nach vorne geschoben.

Hinweis: Viele meiner Patienten berichten von vermehrter Speichelbildung, wenn sie die richtige Zungenruhelage einnehmen. Dieser Effekt schwächt sich mit der Zeit von selbst wieder ab. Ich habe die Vermutung, dass die Speicheldrüsen zu Beginn auf die veränderten Druckverhältnisse im Mund mit mehr Speichelproduktion reagieren. Wenn du schluckst, stelle dir vor, wie sich deine Zunge wie eine Welle nach oben rückwärts gegen den Gaumen bewegt.

Nun hast du bereits die erste und wichtigste Übung aus dem Kiefer-Yoga erlernt. Im Kapitel »Kiefer-Yoga BODY« werde ich dir eine genaue Anleitung für das Umlernen der richtigen Ruhehaltung im Alltag geben. Wenn du möchtest, kannst du gleich jetzt beim Lesen immer wieder an *Zu-Li-Ki-Na* denken und die richtige Ruhelage von Zunge, Lippen und Kiefer einnehmen, während du durch die Nase atmest.

Das zu kurze Zungenband

Das zu kurze Zungenband ist ein Phänomen, das glücklicherweise in den letzten Jahren weltweit mehr Aufmerksamkeit bekommen hat. Das Zungenband befindet sich zwischen der Unterseite der Zunge und dem Mundboden. Es ist vergleichbar mit den »Schwimmhäuten« zwischen den Fingern, die sich während der Embryonalentwicklung normalerweise zurückbilden.

In den Kliniken in Brasilien werden die Neugeborenen von Logopäden untersucht, um ein zu kurzes Zungenband bereits in den ersten Lebenstagen auszuschließen. Das ist sehr sinnvoll, denn dieses Band unterhalb der Zunge kann dazu führen, dass Babys nicht gestillt werden können, weil die Zungenbeweglichkeit eingeschränkt wird. Wird dieses

Problem übersehen, kommt es im Kindesalter zu Sprachentwicklungsproblemen, einer falschen Zungenruhelage und einem abweichenden Schluckmuster. Später entstehen dadurch Verspannungen im Nacken-Schulter-Bereich, Haltungsbeschwerden und Kieferschmerzen. Früher dachte man, dass sich das Zungenband durch verschiedene Übungen dehnen ließe. Neueste Forschungen haben aber gezeigt, dass das Zungenband keine dehnbaren Fasern enthält. Somit ist die einzige Möglichkeit, das Zungenband zu verlängern, es chirurgisch zu durchtrennen. Dieser Eingriff ist sehr kurz und schmerzarm. Bei Neugeborenen bis drei Monaten ist das Zungenband noch sehr weich und wenig durchblutet, weshalb es hier zu keinen Schmerzen bei der Durchtrennung kommt. Von einem versierten Zahnarzt oder Kieferchirurgen kann dieser Eingriff auch später durchgeführt werden. Wichtig zu wissen ist, dass das Zungenband die Tendenz hat, sofort wieder anzuwachsen, wenn die Zunge nach dem Eingriff nicht richtig bewegt wird. Bei Babys reicht das Stillen aus, um dieses Wiederverwachsen zu verhindern. Kinder oder Erwachsene müssen unbedingt innerhalb einer Stunde nach dem Eingriff und danach mehrmals täglich für mindestens eine Woche gezielte Zungenübungen durchführen. Ich durfte schon viele Patienten jeden Alters bei solch einem Eingriff begleiten, und es hat sich gezeigt, dass viele Übungen aus dem Kiefer-Yoga eine hilfreiche Praxis vor und nach der Zungenbanddurchtrennung darstellen. Hier möchte ich anmerken, dass dieser Prozess unbedingt von einem Therapeuten begleitet werden sollte, da es eine Nachblutungsgefahr gibt und die Übungen je nach Methode, die zur Durchtrennung verwendet wurde, unterschiedlich eingesetzt werden sollten. Nach einem erfolgreichen Eingriff am Zungenband berichten meine Patienten von sofort spürbaren Verbesserungen in der Beweglichkeit der Zunge und von einer Entspannung der gesamten Kiefer-Nacken-Region.

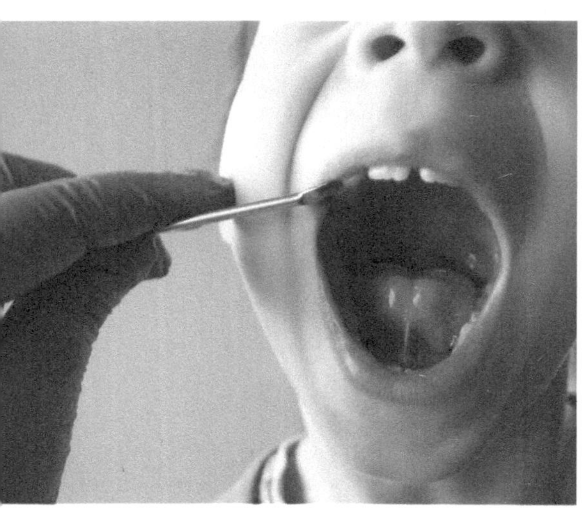

Ein zu kurzes Zungenband

Das Körper-Kiefer-System

Meist wird unterschätzt, wie groß die Auswirkungen des Kiefers auf den gesamten Körper sind. Wenn man bedenkt, dass die Kau- und Zungenmuskeln unmittelbar neben manchen Rückenmuskeln ansetzen, die bis ins Becken verlaufen, wird klar, warum eine falsche Ruhehaltung von Zunge und Kiefer einen Beckenschiefstand, Hüftgelenksbeschwerden und Rückenschmerzen begünstigen kann. Sogar die Gesäßmuskeln stehen mit den Kaumuskeln der Gegenseite in Verbindung.

Das Menschenturmmodell

Die aufrechte Haltung hat evolutionsbedingt einige Vorteile, ist dabei allerdings sehr instabil. Als bildhaften Vergleich kannst du dir einen Menschenturm, bestehend aus mehreren Personen übereinander, vorstellen. Die Personen sitzen jeweils auf den Schultern der Person unter ihnen. Sobald sich die oberste Person bewegt, müssen alle anderen, und vor allem die unterste, diese Bewegungen ausgleichen, um das Gleichgewicht zu halten. So verhält es sich auch mit dem menschlichen Körper, der aus vielen einzelnen Bausteinen wie Knochen und Gelenken besteht, die übereinander angeordnet sind und über Muskeln und Faszien miteinander in Verbindung stehen. Aufgrund der hohen Anzahl der Bausteine ist auch die aufrechte Haltung, genau wie beim Menschenturm, instabil. In diesem Vergleich entspricht der Kiefer der obersten Person und die Füße der untersten. Wenn du also im Stehen kaust, müssen die großen Zehen die Bewegung des Kiefers ausgleichen, um das Gleichgewicht im Körper aufrechtzuerhalten.

Nacken und Kiefer

Der Kiefer steht über Muskeln, Gelenke und Faszien eng mit dem Nacken in Verbindung. Außerdem sind Nacken- wie auch Kiefermuskeln sogenannte Stressmuskeln, das heißt, sie reagieren auf Stress mit Verspannung. Bei vielen Menschen ist zu beobachten, dass sie unter Stress die Schultern hochziehen und damit den Nacken verspannen. Diese ursprüngliche Schutzreaktion des Körpers führt heutzutage zu chronischen Verspannungen und Beschwerden. Der Kapuzenmuskel *(Trapezmuskel)* spielt hier eine wichtige Rolle. Er ist nicht selten als schmerzhafte Verdickung am Übergang von Hals zu Schulter tastbar und ist beteiligt an der Schulterhebung und der Kopfdrehung.

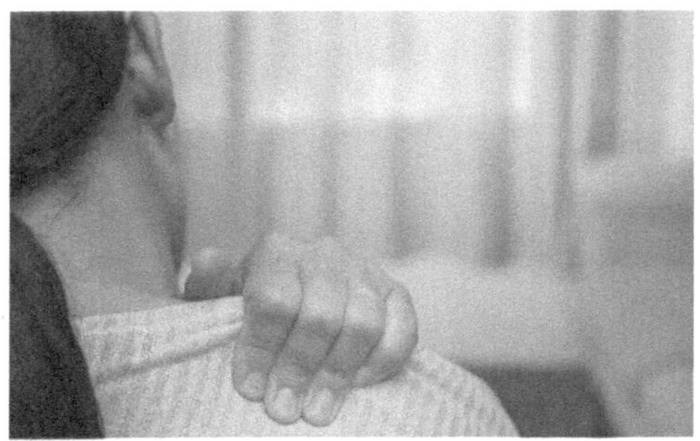

Trapezmuskel

Verspannungen im Trapezmuskel können in die Kaumuskulatur, den gesamten Nacken-Schulter-Bereich und in das Kiefergelenk ausstrahlen und dort Schmerzen verursachen. Deshalb ist es aus meiner Sicht sehr wichtig, den Trapezmuskel regelmäßig zu entspannen.

Im Kiefer-Yoga praktizieren wir dazu folgende Übung:

Setze dich aufrecht hin und lege die rechte Hand auf deinen linken Trapezmuskel. Daumen und Zeigefinger der linken Hand legst du rechts und links von der Nasenwurzel etwas unterhalb deiner Augenbrauen. Nun gibst du Druck auf den Trapezmuskel und hältst die beiden Punkte an der Nasenwurzel ohne Druck. Diese Reflexpunkte zwischen den Augen wirken entspannend auf den Trapezmuskel. Halte diese Position bis zu zwei Minuten und wechsle dann die Seite.

Der sogenannte Geierhals *(Kopfvorhalteposition)* ist im Zeitalter von Smartphone und Laptop zu einer Volkserscheinung geworden.

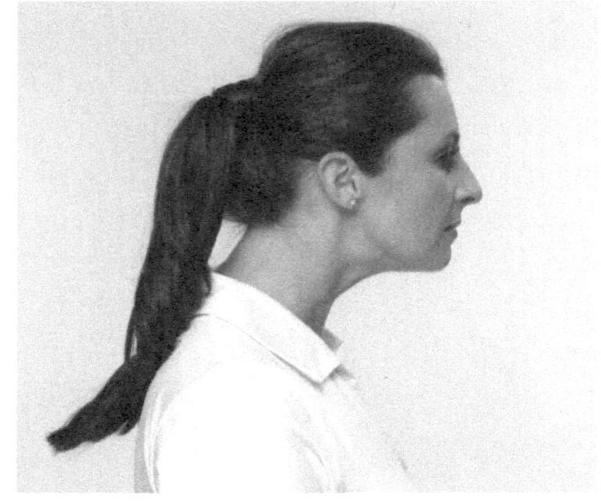

Kopfvorhalteposition »Geierhals«

Doch nicht nur schlechte Haltungsgewohnheiten begünstigen diese Kopfvorhalteposition, sondern auch eine falsche Zungenruhelage, ein zu kurzes Zungenband und die Mundatmung. Die Nase ist blockiert, die Zunge liegt flach unten im Mund, der Kiefer wird zurückgezogen in Richtung Rachen. In dieser Position ist der Atemweg eingeengt und das Atmen nicht einfach. Der Körper adaptiert sich, um die Sauerstoffversorgung zu gewährleisten: Die Kopfvorhalteposition bringt mehr Platz im Rachen und in den Atemwegen. Der Kopf wird dazu angehoben, nun geht aber der Blick nach oben in Richtung Himmel. Deshalb gleicht der Nacken aus, sodass der Kopf nach vorne kommt und sich die Augen wieder in horizontaler Lage befinden und der Blick geradeaus geht. Nun müssen allerdings die Nackenmuskeln ein großes Gewicht tragen. Die Spannung in Nacken, Schultern und Mundboden erhöht sich enorm, wodurch es zum Einrollen des Oberkörpers nach vorne, dem sogenannten Rundrücken, kommt und folglich zu Haltungsänderungen bis ins Becken. Diese Beckenhaltung erhöht wiederum die Spannung in den Kaumuskeln.

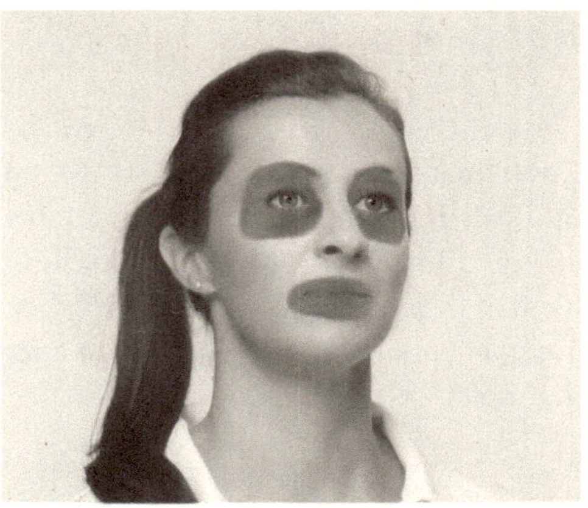

Augen- und Mundringmuskeln bilden eine funktionelle Einheit

Augen und Kiefer

Die Augenmuskeln stehen ebenfalls über Muskel-Faszien-Verbindungen anatomisch und funktionell mit *Atlas* und *Axis,* den beiden Kopfgelenken, in Verbindung. Die Kopfgelenke sind wiederum verbunden mit dem Kiefer und dem gesamten Körper. Unterschiedliche Sehkraft und Asymmetrien im Kiefer können die Stellung der Kopfgelenke beeinflussen und Auswirkungen auf allen Ebenen haben. Eine weitere funktionelle Einheit bilden die beiden Ringmuskeln um die Augen herum *(Musculus orbicularis oculi)* mit dem Mundringmuskel *(Musculus orbicularis oris).*

KIEFER-CHECK: Um diesen Zusammenhang selbst wahrzunehmen, kneife deine Augen fest zusammen, so als würdest du etwas in weiter Ferne betrachten wollen. Und achte dabei auf deinen Mund. Bemerkst du die Spannung, die sich von den Augen auf den Mund-Kiefer-Bereich überträgt?
Somit haben verspannte Augenmuskeln einen enormen Einfluss auf den Spannungsgrad des Kiefers. Achte vor allem bei längerer Bildschirmarbeit darauf, regelmäßige Pausen zu machen, um deine Augen zu entspannen. Im Teil »Kiefer-Yoga BODY« findest du eine Übung aus dem Kiefer-Yoga, die deinen Augenringmuskel rasch entspannt.

Hände und Kiefer

Ein weiterer Aspekt ist der biologische Zusammenhang zwischen dem Mund und den Händen. Hast du schon einmal einem Kind beim Malen zugesehen? Kinder bewegen bei feinmotorischen Tätigkeiten automatisch die Zunge oder den Kiefer mit.

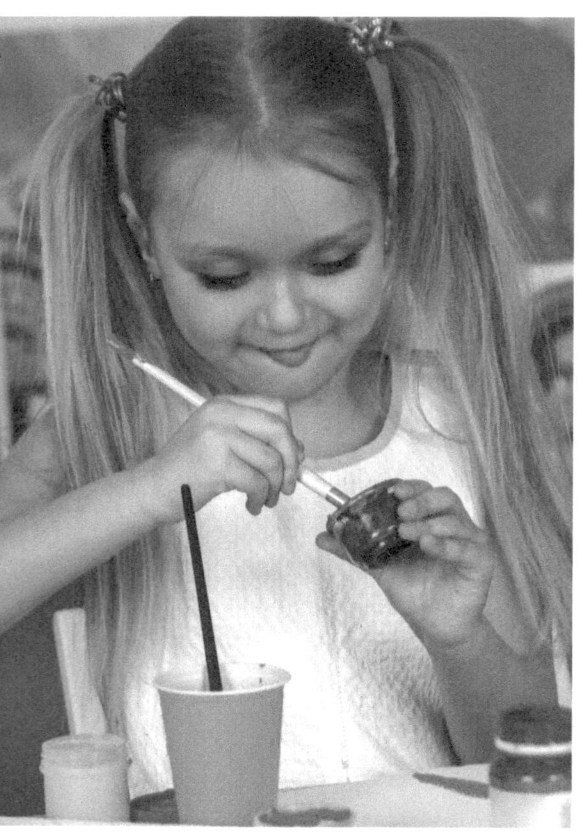

Mitbewegung der Zunge beim Malen

Auch viele Erwachsene spitzen die Zunge beim Einfädeln einer Nadel oder bewegen den Kiefer beim Ausschneiden schwieriger Formen mit. Den Grund dafür finden wir im Gehirn: Die motorischen und somatosensorischen Areale von Hand und Mund liegen in der Großhirnrinde direkt nebeneinander und sind im Gehirn überdimensional ausgeprägt. Eine Stimulation der Hände im Gehirn bewirkt gleichzeitig eine Stimulation der Mund-Kiefer-Region und umgekehrt. Diese Aktivierung lässt sich mittels bildgebender Verfahren objektiv beobachten. So ist es nicht verwunderlich, dass sich feinmotorisch anspruchsvolle Handarbeit wie das Schreiben am Laptop, bei der die Finger schnell und koordiniert die Tastatur treffen müssen, in der Mund-Kiefer-Region widerspiegelt. Es kommt zu einer Spannungsübertragung der Hände auf den Kiefer.

Einen weiteren Zusammenhang von Händen und Kiefer findet man in den *frühkindlichen Reflexen.* Frühkindliche Reflexe sichern das Überleben des Neugeborenen, und manche sind auch während der Geburt von großer Bedeutung. In den ersten Lebensmonaten werden die Reflexe abgebaut beziehungsweise integriert, damit sich höhere Funktionen wie Gehen, Kauen und Sprechen entwickeln können. Der *Babkin-Reflex* wird durch Druck auf die Handfläche ausgelöst. Beim Neugeborenen bewirkt er eine Öffnung des Mundes mit gleichzeitiger Spannungserhöhung im Kiefer-Nacken-Bereich, was die Nahrungsaufnahme unterstützt. Wenn frühkindliche Reflexe nicht integriert oder abgebaut werden, können sie bis ins Erwachsenenalter großen Einfluss auf die Motorik und das emotionale Wohlbefinden haben. Aktive Reflexe erzeugen meist schon im Kindesalter Anspannung und Verspannung. Beispielsweise wird ein bestehender Greifreflex beim Autofahren oder beim Tragen von schweren Taschen ausgelöst und erhöht somit auch die Spannung im Kieferbereich. Im Kiefer-Yoga gibt es einige Handübungen, die einerseits der Entspannung der Hände dienen und andererseits die Reflexintegration unterstützen.

Aus der heutigen Zeit sind Laptops, Smartphones und Tablets nicht mehr wegzudenken. Vor allem junge Menschen nützen diese Medien mehrere Stunden täglich. Das würde auch die steigenden Zahlen der Kopf-Kiefer-Gesichts-Schmerzen in der jungen Bevölkerung erklären. Regelmäßige Pausen zum Entspannen der Hände und Finger sind während der Nutzung dieser Medien sehr zu empfehlen.

Kieferfaszien

Die Erforschung der Faszien hat in den letzten Jahren an Bedeutung gewonnen. Tom Myers, Carla Stecco, Robert Schleip und Jean Claude Guimberteau zählen zu den bekannten Pionieren auf diesem Gebiet. Viele kennen Faszienrollen vor allem aus dem Fitnessbereich.

Die Vorteile sind vielseitig: Die Beweglichkeit und Flexibilität werden verbessert, Verletzungen wird vorgebeugt, und die Regeneration wird unterstützt. Auch im Kieferbereich gibt es natürlich Faszien, die in einem ganzheitlichen Ansatz unbedingt berücksichtigt werden sollten. Ein kurzer Überblick über die Faszien: Wenn es im Kieferbereich schmerzt, sind es oft die Faszien! Die Faszien bilden ein dreidimensionales Netzwerk aus Bindegewebe, das den gesamten Körper durchzieht. Grob beschrieben verlaufen Faszienketten oder *anatomische Zuglinien* an der Körpervorder- und -rückseite, seitlich am Körper und spiralförmig um den Körper herum. Sie umhüllen alle Muskeln, Gelenke, Nerven, Gefäße und Organe und spielen eine wichtige Rolle bei der Wundheilung und der Elastizität. Das Fasziennetzwerk hat außerdem eine stabilisierende Funktion, indem es Knochen und Organe an ihrem Platz hält. Entgegen früherer Meinungen, das knöcherne Skelett würde den Körper stabilisieren, sind es nach neuesten Erkenntnissen die Faszien, die dem Körper seine Form geben.[5] Die hohe Anzahl der Nerven in diesem Bindegewebe macht es tatsächlich zu unserem größten Sinnesorgan.[6] Über die Faszien nehmen wir unseren Körper wahr, so beispielsweise auch die Position und Bewegung des Kiefers.

Gesunde Faszien sind elastisch und ausreichend mit Wasser versorgt. Durch Entzündungen, Verletzungen, Narben und auch Stress kann es zu Verhärtungen und Verklebungen der Faszien kommen. Der biologische Sinn dahinter ist, das Gewebe dicker zu machen, um den verletzten Bereich zu schützen. Dadurch wird jedoch auch die Funktion eingeschränkt. Ein passender Vergleich wäre hier die Ritterrüstung, die zwar vor Verletzungen schützt, gleichzeitig aber unbeweglich und unelastisch macht. Im Kieferbereich verursachen diese Faszienverhärtungen Schmerzen, Bewegungseinschränkungen des Unterkiefers und Lymphstauungen.

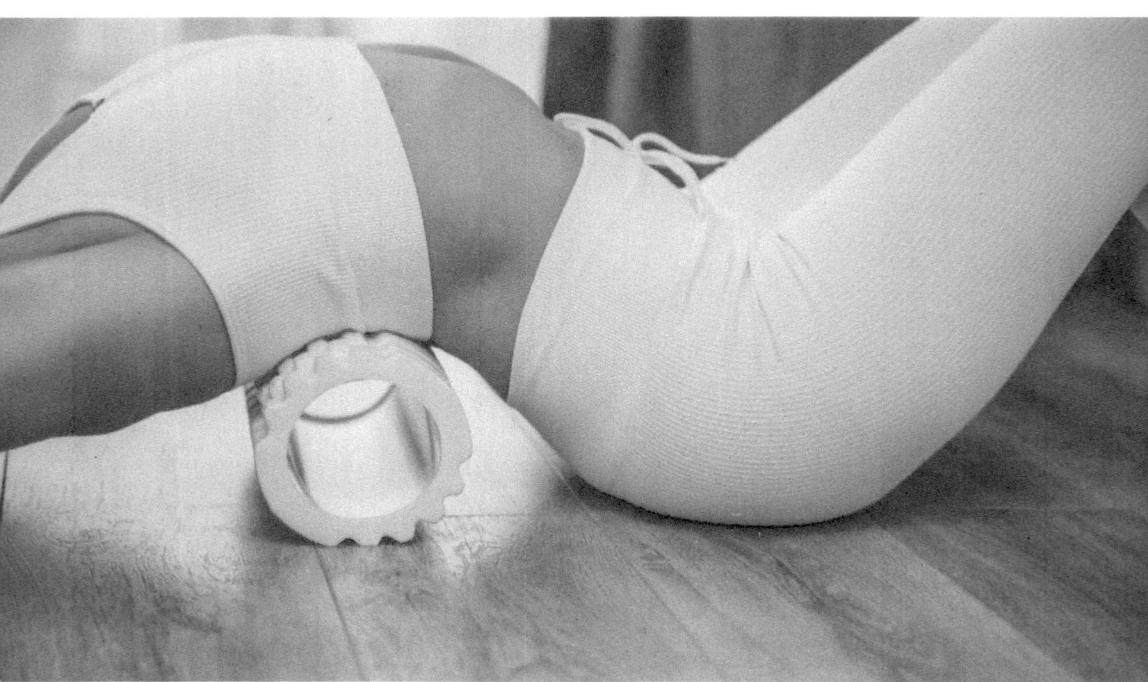

Faszienrollen

Die Zellen in den Faszien, die sogenannten Fibroblasten, produzieren Kollagen, welches für die Wundheilung sehr wichtig ist. Mangelnde Bewegung kann jedoch dazu führen, dass das Kollagen zu wuchern beginnt und dadurch Faszienverklebungen erzeugt. Das ist auch der Grund dafür, dass Schonhaltungen zu Bewegungseinschränkungen führen, beispielsweise wenn man längere Zeit nur breiige Nahrung zu sich nimmt. Verklebte Faszien können Muskeln und Nerven einklemmen und so Schmerzen im Kieferbereich erzeugen.

Der Kiefer ist Teil des Fasziensystems, weshalb sich einerseits Störungen des Kiefers im Körper manifestieren und andererseits Fehlbalancen des Körpers die Kieferfunktion beeinträchtigen können. Insbesondere über das Zungenbein stehen der Kiefer und die Kiefergelenke mit dem restlichen Körper in Verbindung.

Die Faszien spielen auch bei Kiefer-Stress eine große Rolle, denn Faszien speichern alle Traumata, die wir erleben. Das Fasziengewebe reagiert also auch auf unsere Emotionen und Gefühle und hat die Fähigkeit, sich unabhängig von Muskeln zusammenzuziehen.[7] Das tut es langsam und lang anhaltend, im Gegensatz zu einer Muskelkontraktion, die eher schnell verläuft. Dieses Zusammenziehen der Faszien aktiviert die Sympathikusfasern, wodurch Stress erzeugt wird, sowie die Schmerzfasern, die in den Faszien verlaufen. Das sympathische Nervensystem ist verantwortlich für Stressreaktionen im Körper und mobilisiert alle Kräfte für Kampf oder Flucht. Dies ist die Erklärung, warum Stress zu Kieferschmerzen führen kann – der Weg geht unter anderem über die Faszien!

Eine der wichtigsten Fragen ist nun: Wie können Faszien gesund erhalten werden? Gesunde Faszien benötigen Dehnung und Druck. Federnde Bewegungen, wie sie beim natürlichen, genussvollen Kauen stattfinden, unterstützen die Feuchtigkeitsaufnahme und Elastizität der Faszien im Kieferbereich. Vergleichbar mit dem langsamen Auspressen eines Schwammes, soll alte Flüssigkeit aus dem Fasziengewebe gepresst werden, worauf in der folgenden Entspannungsphase wieder neue Flüssigkeit einströmen kann – wie ein Schwamm, der Wasser aufsaugt. Damit werden die Faszien gleitfähiger und geschmeidiger.[8] Mit den Kiefer-Yoga-Übungen und speziellen Faszienrollen für den Kiefer können verhärtete Faszien aufgelockert werden, sodass die Funktion und Beweglichkeit verbessert und schmerzhafte Verklebungen gelöst werden können. Ein besonderes Plus ist die bessere Durchblutung der Haut, die ein jugendliches und erholtes Aussehen bewirkt.

Das Kiefer-Stress-System

Kiefer-Stress ist ein Begriff, den ich kreiert habe, um die Ursache vieler Kieferprobleme zu erklären. Kiefer-Stress bezeichnet einen Zustand vorübergehender oder langfristiger Verspannung der Muskeln und Faszien im Kieferbereich aufgrund von Fehlbalancen im Mund-Kiefer-Gesicht-System und aktuellen und/oder bereits durchlebten, unbewusst gespeicherten Emotionen. Kiefer-Stress kann noch Jahre nach einer Stressreaktion, zum Beispiel einem Unfall oder Trauma, bestehen bleiben und zu chronischen Verspannungen und Schmerzen in der Kaumuskulatur führen. Durch den Dauerstress im Kiefer und die folgende Stresshormonausschüttung kommt es zu einem erhöhten Magnesiumverbrauch. Magnesium ist wichtig für die Muskelentspannung – auch im Kiefer –, und um mental zur Ruhe zu kommen. Deshalb sollte bei Kiefer-Stress immer auf eine ausreichende Magnesiumzufuhr geachtet werden, denn der Körper kann diesen Nährstoff nicht selbst herstellen.

Ich bin der Meinung, dass jeder Mensch einen sensitiven Körperbereich hat, der besonders schnell auf Stress reagiert. Diesen Bereich würde ich nicht als »Schwachstelle« bezeichnen, sondern ganz im Gegenteil als besonders wertvoll, denn körperliche Symptome zeigen uns schnell und effizient, dass wir uns (mental) in eine falsche Richtung bewegen. Alles, was schmerzt, findet in der Regel Beachtung, außer wir unterdrücken den Schmerz, indem wir sofort zu Schmerzmedikamenten greifen. Diese sensitiven Bereiche, ich nenne sie *Stress-Sensoren,* sind individuell verschieden und zeigen sich im Kopf als Kopfschmerzen, als Übelkeit in der Magengegend, als Nacken-Schulter-Verspannungen, Rückenschmerzen oder eben Kieferbeschwerden. Der Kiefer nimmt als Stress-Sensor eine besondere Stellung ein, weil er Auswirkungen auf den gesamten Körper hat!

Stressmuskeln im Kiefer

Die Kaumuskeln im Kiefer sind sogenannte Stressmuskeln! Denn sie reagieren auf Stress mit Anspannung, welche dauerhaft zu schmerzhaften Verspannungen führen kann. Das war, ist und wird immer eine biologische Körperreaktion sein.

Als die Menschen noch in Höhlen wohnten und tagtäglich Gefahren ausgesetzt waren, war die Kampf-Flucht-Totstell-Reaktion des Körpers eine Lebensnotwendigkeit. In gefährlichen Situationen wurde und wird noch zielgerichtet

Energie bereitgestellt, indem bestimmte Körperprozesse unterdrückt und so Angriff oder Flucht ermöglicht werden. Das Anspannen der Kiefermuskeln und Zusammenbeißen der Zähne löst eine Schutzreaktion im ganzen Körper aus. Der angespannte Kiefer gilt als Alarmsignal. Dieser Prozess läuft über den fünften Hirnnerv *(Trigeminusnerv)*, wodurch Nacken, Schultern und Becken stabilisiert und die Gehirn-, Wirbelsäulen- und Körperfaszien in Spannung versetzt werden, um abrupte Kopfbewegungen und folglich Verletzungen an Gehirn und Rückenmark zu verhindern. Diese evolutionsbedingte Körperreaktion wurde von Dr. Carl Ferreri *Defensive Jaw* (dt. Abwehrkiefer) genannt. Heute versetzt uns zwar kein Säbelzahntiger mehr in Stress, dafür aber ein mahnender Chef, ein ungeduldiger Kunde oder schreiende Kinder. Etwas hat sich jedoch geändert: Der Mensch aus der Steinzeit schrie, rannte und kämpfte tatsächlich. So baute er die Anspannung ab und senkte dadurch seinen Stresslevel.

Wut und Aggressionen versetzen unsere Körper messbar in Spannung. Atmung, Herzschlag, Blutdruck und Muskelspannung sind erhöht, und Adrenalin wird vermehrt ausgeschüttet. Anstatt diese Spannung wie unsere Vorfahren zu entladen, verhalten wir uns zivilisiert, »fressen alles in uns hinein« und »zermalmen die unerwünschten Emotionen«, indem wir die Zähne aufeinanderpressen, und sind so dauerhaft gestresst. Das Stressrad dreht sich tagein, tagaus, und wir laufen munter weiter, keuchendund voller negativer Emotionen, den Kiefer fest angespannt, um uns irgendwie durch diese belastende Zeit beißen zu können.

Damit nicht genug! Eine erhöhte Spannung der Kaumuskulatur signalisiert dem Körper erneut »Gefahr«, Stresshormone werden ausgeschüttet, und der Kiefer verspannt sich noch mehr. Das ist eine Endlosschleife, die nur durch eine bewusste Entscheidung beendet werden kann. Viele Menschen befinden sich Monate, Jahre und sogar Jahrzehnte in diesem Konflikt, was oft dazu führt, dass sie sich mit ihren Kieferbeschwerden identifizieren. Mit der Zeit werden die Symptome als Teil des eigenen Körpers oder, noch schlimmer, als »Teil von mir selbst« wahrgenommen. Das passiert unbewusst und begünstigt ein Denken, das weit entfernt von der eigenen Schöpferkraft liegt und die Selbstheilungskräfte des Körpers blockiert.

Ursachen von Kiefer-Stress

Neben Stress und den damit empfundenen negativen Emotionen zählen eine ungesunde Zungenruhelage, schädliche Gewohnheiten *(Habits)* und Verspannungen in den Händen zu den häufigsten Ursachen von Kiefer-Stress. Betrachten wir auf körperlicher Ebene die Aufgabe der Zunge in Ruhe etwas genauer. Befindet sich die Zunge nicht in ihrer richtigen Position am Gaumen, kann sie den Unterkiefer nicht in der natürlichen, entspannten Position halten. Folglich spannen sich die Kiefermuskeln an, um den Unterkiefer zu stabilisieren. Mit der Zeit führt diese Anspannung zu Verspannungen im Muskel-Faszien-System. Diese Überforderung bedeutet Kiefer-Stress.

Oft unterschätzt wird auch die Rolle der Hände, wenn es um Kieferprobleme geht. Wie bereits dargestellt, besteht eine enge Verbindung zwischen den Händen und dem Kiefer im Gehirn. Menschen, die viele feinmotorische Arbeiten ausführen, wie zum Beispiel Handarbeiten oder Computerarbeit, erzeugen über die neuronalen Verbindungen automatisch Anspannung im Kiefer, wenn sie ihre Hände nicht bewusst und regelmäßig entspannen. Konntest du bei dir selbst schon einmal beobachten, dass du bei Stress oder Wut deine Hände zu Fäusten ballst? Das ist ein häufiges Phänomen, das ebenso die Entstehung von Kiefer-Stress begünstigt. Auf die Themen »Stress«, den »Umgang mit negativen Emotionen« und die »Veränderung von schädlichen Gewohnheiten« werde ich im Kapitel »Kiefer-Yoga MIND« näher eingehen.

Folgen von Kiefer-Stress

Meinen Erkenntnissen zufolge bildet Kiefer-Stress die Grundlage für viele unterschiedliche Symptome und Kieferbeschwerden. Dieser Zusammenhang erschloss sich mir, als ich beobachtete, dass Menschen – mich eingeschlossen –, die mit Kiefer-Yoga ihren Kiefer-Stress beheben und ihr Kiefer-System wieder ins Gleichgewicht bringen konnten, gleichzeitig eine Verbesserung der Kiefersymptome erfahren haben. Die wichtigsten Probleme, die auf Kiefer-Stress beruhen, möchte ich im Folgenden darstellen.

Kieferverspannungen

Die meisten Menschen kennen das Gefühl eines verspannten Kiefers. Dieser fühlt sich dann wie »eingerostet« an und muss erst einmal bewegt werden, um wieder zu funktionieren. Oder es treten Schmerzen im Gesicht, in den Zähnen oder den Ohren auf. Viele meiner Patienten berichten von Arzt- und Therapiemarathons, ohne eine Ursache für ihre Beschwerden gefunden zu haben. Wenn Zahnschmerzen von verspannten Kiefermuskeln ausgehen, findet der Zahnarzt in der Regel keine Erklärung für die Symptome. Keine Zahnherde, keine Entzündungen oder Karies. Diese Ratlosigkeit bezüglich einer erfolgreichen Therapie erzeugt Hilflosigkeit bei den Patienten. Leider werden diese Schmerzen dann oft als »psychosomatisch« abgetan. Ich bin davon überzeugt, dass jeder Mensch im Laufe seines Lebens irgendwann verspannte Kiefermuskeln hat, viele Menschen spüren diese Spannungen nur nicht. Ich kann dir versichern, dass es eigentlich sehr einfach ist, seinen Kiefer zu entspannen, wenn man die Hintergründe, die zu den Verspannungen führen, verstanden hat. Genau dabei soll dir dieses Buch helfen.

Craniomandibuläre Dysfunktion (CMD)

Laut der Deutschen Gesellschaft für Zahn-, Mund- und Kieferheilkunde (DGZMK) werden Schmerzsyndrome im Bereich der Kaumuskulatur und der Kiefergelenke unter dem Begriff *Craniomandibuläre Dysfunktion (CMD)* zusammengefasst. Es sind rund zwanzig Prozent der Bevölkerung von behandlungsbedürftigen Symptomen betroffen, die auf eine CMD zurückzuführen sind.[9] Die Leitsymptome der CMD sind Schmerzen in den Kaumuskeln und Kiefergelenken und Fehlfunktionen der Unterkieferbewegungen, wie asymmetrische Bewegungen oder eine eingeschränkte Mundöffnung. Außerdem treten häufig Kiefergelenkgeräusche, in Form von Knacken oder Reiben auf. Psychosoziale Faktoren werden auch zu den Leitsymptomen gezählt.[10] Begleitend kann es zu ausstrahlenden Schmerzen in die Ohren, die Zähne oder den Nacken kommen. Außerdem haben viele Betroffene das Gefühl, dass die Zähne nicht mehr richtig aufeinanderpassen. Weltweit existieren viele unterschiedliche Behandlungskonzepte für CMD. Die Ursachen sind wissenschaftlich noch nicht vollständig geklärt. Diskutiert werden Störungen der Verzahnung (»ein falscher Biss«), Funktionsstörungen der Kiefergelenke oder Kaumuskulatur sowie neurogene Ursachen. Auch den psychosozialen Faktoren wie Stress wird in Bezug auf langfristige Schmerzen im Kieferbereich in den letzten Jahren mehr Bedeutung geschenkt.[11] Eine Studie, die an der Universität in Sao Paulo (Brasilien) durchgeführt wurde, bestätigte die Wirksamkeit der *Orofacialen Myofunktionellen Therapie* bei Craniomandibulären Dysfunktionen. Diese Therapieform beschäftigt sich mit der Verbesserung der Muskelfunktion im Mund-Kiefer-Gesicht-System. Die Studie zeigte signifikante Verbesserungen der Schmerzen im Kieferbereich, eine größere Beweglichkeit des Unterkiefers sowie eine Verminderung der Häufigkeit und Intensität von Kopfschmerzen bei den Studienteilnehmern.[12] Diese Ergebnisse kann ich aus meiner praktischen Erfahrung mit Kiefer-Yoga bestätigen. Sobald sich das Kiefer-System wieder im Gleichgewicht befindet, kommt es zu einer raschen Linderung der Beschwerden.

Die Symptome zu verstehen ist sehr wichtig, um selbstverantwortlich und nachhaltig einen gesunden Kiefer zu entwickeln. Über ein Syndrom spricht man, wenn mehrere Symptome gleichzeitig auftreten, wie es bei CMD der Fall ist. Werden diese Symptome einzeln betrachtet, können jeweils die Ursachen behoben werden. Dadurch verliert die Summe an Beschwerden ihre Bedrohlichkeit, wird verständlicher und leichter zu bewältigen.

Beschäftigen wir uns zunächst mit den Schmerzen. Schmerzen können die Muskeln, die Faszien oder das Kiefergelenk betreffen. Wie ich bereits dargestellt habe, sind die Kaumuskeln sogenannte Stressmuskeln, die sich schnell verspannen und dadurch Schmerzen auslösen können. Stressreduktion und das Erlernen der gesunden Zungenruhelage unterstützen die Kaumuskelentspannung, was auch zu einer Linderung der verspannungsbedingten Schmerzen führt.

Faszienschmerzen entstehen bei emotionalen Belastungen, mangelnder Bewegung des Kieferbereiches, zum Beispiel durch Schonhaltung, oder durch ein Ungleichgewicht im Mund-Kiefer-Gesicht-System. Verhärtete und verklebte Faszien können außerdem Nerven einklemmen, was ebenso Schmerzen hervorrufen kann. Die Übungen im Kiefer-Yoga erhöhen die Elastizität der Faszien und lösen schmerzhafte Verhärtungen.

Schmerzen im Kiefergelenk können unterschiedliche Ursachen haben. Sind Entzündungen oder andere Veränderungen im Gelenk ärztlich ausgeschlossen, verursacht wahrscheinlich der Druck des Kiefergelenkskopfes gegen die bilaminäre Zone, die nahe am Gehörgang liegt, Schmerzen. Diese unnatürliche Kieferposition entsteht meist durch die Kombination aus einer falschen Zungenruhelage, Mundatmung und schädlichen Gewohnheiten im Kieferbereich. Zähneknirschen oder Zähnepressen erzeugen zu viel Druck im Gelenk, und die bilaminäre Zone wird gequetscht, was zu Schmerzen führen kann. Hier ist das

Erlernen der gesunden Zungen- und Kieferposition wichtig, damit sich das Kiefergelenk gemäß der neuen Unterkieferposition zentrieren kann. Dabei hilft vor allem die Fähigkeit des Kiefergelenks, sich ein Leben lang umzustrukturieren.

Die ausstrahlenden Schmerzen in die Ohren, Zähne und den Nacken erklären sich einfach über die bestehenden Muskel- und Faszienverbindungen. Diese Zusammenhänge habe ich bereits im Kapitel »Das Körper-Kiefer-System« besprochen.

Ein weiteres Leitsymptom von CMD sind die Fehlfunktionen der Unterkieferbewegungen. Sind Kiefergelenke und Verzahnung klinisch in Ordnung, können Bewegungsstörungen nur durch schlecht koordinierte, verspannte oder zu schwache Muskeln und Faszien entstehen, denn sie sind für die Bewegung des Unterkiefers verantwortlich. Als Kiefertherapeutin weiß ich, dass es möglich ist, mit gezielten Funktionsübungen, wie ich sie in diesem Buch beschreibe, die Unterkieferbewegung zu verbessern.

Und so kommen wir zum vorletzten Leitsymptom einer Craniomandibulären Dysfunktion, den psychosozialen Faktoren. In den letzten zwölf Jahren wurde bei mir kein Patient vorstellig, der keinen Stress hatte. Manchmal war den Betroffenen ihr tatsächlicher Stresslevel nicht bewusst, doch im Rahmen unserer Zusammenarbeit stellte sich heraus, dass die meisten »dauergestresst« waren. Stress hat immer Auswirkungen auf unsere Psyche wie auch auf unsere sozialen Beziehungen. Den Zusammenhang zwischen Stress und Kiefer-Stress und den daraus resultierenden Kieferbeschwerden kennst du bereits. Im Kapitel »Kiefer-Yoga MIND« werde ich effektive Übungen zur Stressreduktion vorstellen, die sich schon vielfach positiv auf die Beschwerden, die mit CMD einhergehen, auswirkten. Dem letzten Symptom »Kieferknacken« möchte ich ein eigenes Kapitel widmen.

Kieferknacken – und wie ich es loswurde

Ich möchte dir zum Thema »Kieferknacken« meine eigene Geschichte erzählen. Vor vielen Jahren habe ich mein Kiefergelenkknacken selbst behandelt, und bis heute lässt sich mein Kiefer geräusch- und schmerzlos bewegen. Anfang zwanzig hatte ich gerade das Studium abgeschlossen und an meinem ersten Arbeitsplatz als Logopädin begonnen. An der Klinik für Mund-Kiefer-Gesichtschirurgie bestand mein Patientenklientel hauptsächlich aus Menschen, die an Kieferproblemen litten – was für eine Logopädin eher die Ausnahme ist. Plötzlich bemerkte ich eines Tages selbst ein beängstigendes Knacken in meinem linken Kiefergelenk, vor allem wenn ich harte Nahrung kaute oder gähnte. Sofort war mein ganzer Fokus auf diesem Geräusch, wusste ich doch, dass viele meiner Patienten ebenfalls von Kieferknacken berichteten. In der Ausbildung hatte ich nichts über dieses Symptom gehört, was mich einerseits verunsicherte und andererseits motivierte, mich intensiver damit zu beschäftigen. Aufgrund der anatomischen Nähe zwischen Ohr und Kiefergelenk hörte es sich für mich so an, als würde mein Ohr knacken. Die Schallwellen des Knackgeräusches werden vom Kiefergelenk direkt über den Knochen an das Innenohr weitergeleitet, was das Geräusch verstärkt. Natürlich war mit meinem Ohr alles in Ordnung. Trotzdem wurde das Knackgeräusch immer häufiger und lauter, beim Essen und später sogar beim Lachen. Ich fühlte mich zunehmend in meiner Lebensqualität eingeschränkt und war fest entschlossen, etwas gegen dieses Knacken zu tun. Schließlich wollte ich mein Kiefergelenk nicht ruinieren – wenn das überhaupt möglich ist? Kurze Zeit später fand ich heraus, dass das Knacken im Kiefer harmlos ist und oft als eine Normvariante der Kiefergelenksfunktion beschrieben wurde. Hätte mir das vorher jemand gesagt, hätte ich mich weniger gesorgt. Kiefergelenkgeräusche können durch eine Bewegung der Bänder im Kiefergelenk entstehen oder durch strukturelle Veränderungen der Knorpelscheibe. Bei mir entstand das Knacken immer dann, wenn der Gelenkskopf von der Knorpelscheibe rutschte. Normalerweise bewegen sich Knorpelscheibe und Gelenkskopf immer gemeinsam. Die Knorpelscheibe »sitzt« auf dem Gelenkskopf wie ein »Reiter« auf dem »Pferderücken« und macht jede Bewegung des »Pferdes« mit. Ich habe diesen Vergleich bereits im Kapitel »Das Kiefergelenk« gebracht, du kannst an dieser Stelle noch einmal zurückblättern und dir die Anatomie des Gelenks ansehen. Beim Kiefergelenkknacken springt der »Reiter« vom »Pferd«, und das »Pferd« läuft alleine weiter, kommt wieder zurück, wo der »Reiter« wieder auf den »Pferderücken« springt. Der Gelenkskopf bewegt sich also ohne die Knorpelscheibe weiter, der Mund öffnet sich. Beim Schließen des Mundes treffen Gelenkskopf und Knorpelscheibe wieder aufeinander. Warum bewegte sich meine Knorpelscheibe nicht wie gewohnt mit? Die äußeren Flügelmuskeln setzen direkt an der Knorpelscheibe an. Sind sie verspannt, schränken sie das Bewegungsausmaß der Knorpelscheibe ein. Damals hatte ich eindeutig ungleich starke Muskeln im Kieferbereich, auch wenn mein Gesicht ziemlich symmetrisch aussah. Beim Blick in den Mund hinein erkannte ich sofort, dass meine Zungenmuskeln eine starke Seitendifferenz zeigten. Ich verstand, dass ich eine bevorzugte Seite zu kauen hatte. Die Zunge transportiert den Speisebrei im Mund zur Seite zwischen die Mahlzähne, um das Zerkleinern der Nahrung zu ermöglichen. Durch das einseitige Kauen hatte ich also meine Zungenmuskeln einseitig trainiert. Die Zunge ist der Gegenspieler der Kaumuskeln, sie beeinflussen sich also gegenseitig. Ist die Zunge zu schwach, muss der Kaumuskel die Spannung erhöhen, um die Balance wiederherzustellen. Und so hatte mein äußerer Flügelmuskel die fehlende Zungenkraft kompensiert, die Bewegung der Knorpelscheibe eingeschränkt und so ein Kiefergelenkknacken verursacht. Wie ich später noch häufig beobachtete, ist die Zunge eine der Hauptgründe für verspannte Kaumuskeln und Kieferprobleme, wie hier das Kieferknacken. Mit diesen neuen Erkenntnissen entwickelte ich eine Schritt-für-Schritt-Strategie, um mein Kiefer-System wieder in Balance zu bringen und damit das Kieferknacken zu beheben.

Schritt 1: Beidseitig kauen und Zungenmuskeln kräftigen

Ich begann ganz bewusst auf der anderen Seite zu kauen, das heißt, der erste Bissen ging direkt auf die bisher vernachlässigte Seite. Das war anfangs richtig ungewohnt, doch mit der Zeit kaute ich automatisch abwechselnd auf beiden Seiten gleichermaßen. Gleichzeitig kräftigte ich meine Zungenmuskeln mit den Übungen, die Teil des heutigen Kiefer-Yoga sind, und entwickelte die richtige Zungenruhelage am Gaumen, denn meine Zunge war damals zu weit vorne an den Schneidezähnen positioniert.

Schritt 2: Schädliche Gewohnheiten wahrnehmen und aufgeben

Was sich als äußerst wichtig herausstellte, war, mich selbst zu beobachten. Ich betrachtete mich regelmäßig beim Essen im Spiegel, um zu sehen, ob ich irgendwelche unbewussten Gewohnheiten hatte, die eine Fehlbelastung im Kieferbereich hervorrufen könnten. Auch durchforstete ich sämtliche Fotos, auf denen ich unbemerkt abgelichtet wurde. Und tatsächlich fand ich eine schädliche Gewohnheit, das Wangenkneifen. Während des Schluckens und in unangenehmen Situationen, zum Beispiel wenn ich mich ärgerte und am liebsten jemanden »gebissen« hätte, mich aber zurückgehalten habe, anstatt zu sagen, was mir wichtig war, presste ich die Mundwinkel und Wangen fest an meine Zähne. Nun wusste ich auch, weshalb mein Zahnbogen im Unterkiefer nach innen gekippt war, die

Wangenmuskeln veränderten die Position meiner Zähne. Diese Erkenntnis ermöglichte es mir, diese Gewohnheit bewusst wahrzunehmen und abzubauen. Dem Abgewöhnen schädlicher Gewohnheiten habe ich im Teil »Kiefer-Yoga MIND« ein ganzes Kapitel gewidmet.

Schritt 3: Auf eine gerade Mundöffnung achten

Was mir erst später auffiel, war, dass sich mein Kiefer nicht gerade öffnete. Der Unterkiefer zog zu einer Seite. Der Grund dafür war wiederum das Ungleichgewicht zwischen den Kaumuskeln. Mein Gehirn hatte diese neuronale Ansteuerung abgespeichert, das bedeutet, immer wenn ich den Mund öffnete, beispielsweise beim Essen, Lachen, Sprechen oder Gähnen, wich mein Unterkiefer von der Mittellinie ab. Ich entwickelte eine ganz einfache Übung, die ich mehrere Wochen mehrmals täglich machte.

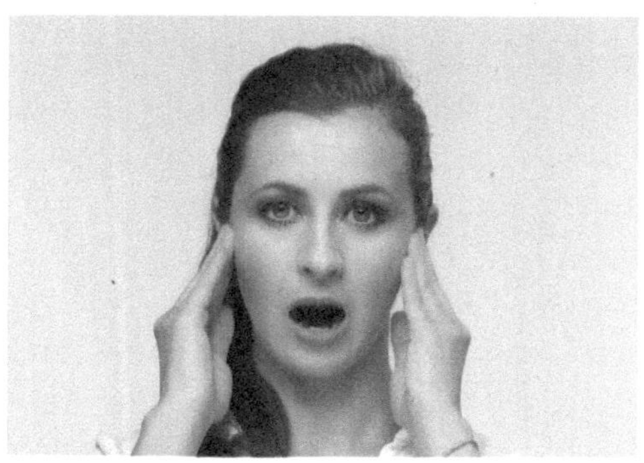

Gerade Mundöffnung

Ich stellte mich vor den Spiegel und öffnete und schloss den Kiefer sehr, sehr langsam. Und das gerade! Mit den Fingern fühlte ich die Bewegung in meinen Kiefergelenken, diese sollte sich symmetrisch anfühlen. Bevor es in der Bewegung knackte, stoppte ich, und mit der Zeit wurde die Bewegung größer, ohne ein Knackgeräusch zu erzeugen. Ich programmierte somit ein neues Bewegungsmuster in mein Kiefer-System, und nach ungefähr drei Wochen intensiven Übens merkte ich, dass sich mein Kiefer von selbst gerade öffnete und schloss. Und das tut er bis heute.

Das Knacken in meinem Kiefergelenk wurde während dieser Zeit immer weniger. Natürlich war für mich die erste Erkenntnis, dass nichts »Schlimmes« passiert, selbst wenn das Knacken sehr laut war, überaus wichtig und hilfreich. Ansonsten wäre ich in zusätzlichen Stress geraten, was meinen Kiefer-Stress verschlimmert und damit auch das Knacken gefördert hätte. Heute kann ich in einen Apfel beißen, ohne dass mein Kiefer knackt. Ich habe geforscht, trainiert und verändert und bin das Kieferknacken nach kurzer Zeit losgeworden. Jetzt möchte ich dich dabei unterstützen, dasselbe zu tun.

Ein wichtiger Nachtrag zu CMD: Jetzt,

da wir auch das letzte Leitsymptom von CMD besprochen haben, hoffe ich, dass du erkennst, dass dies keine aussichtslose Diagnose ist. Es ist ein gleichzeitiges Auftreten von unterschiedlichen Symptomen, die einzeln betrachtet ihren Schrecken verlieren und gelöst werden können. Angst lähmt uns und erzeugt nur noch mehr Kiefer-Stress. Natürlich empfehle ich meinen Patienten immer, bei Kieferbeschwerden einen Arzt zu konsultieren, damit andere Ursachen ausgeschlossen oder notwendige Behandlungsschritte eingeleitet werden können. Zugleich kannst du mit Kiefer-Yoga selbst deine Kiefergesundheit fördern und zusätzlich jede Behandlung optimal unterstützen.

Zähneknirschen

Zähneknirschen und Zähnepressen *(Bruxismus)* sind eine häufige Folge von Kiefer-Stress. Beim Zähneknirschen kommt es zum Aneinanderreiben der Zähne und folglich zu Abnützungen und irreparablen Zahnschäden. Zähnepressen ist hingegen nicht an den Zähnen sichtbar, da hier die Zähne ohne Hin- und Herbewegung aufeinandergepresst werden. Somit ist es für den Zahnarzt schwerer zu diagnostizieren. Eine verwandte Störung ist das sogenannte *Zungenpressen,* bei dem die Zunge gegen oder zwischen die Front- oder Seitenzähne gedrückt wird. Alle Formen von Bruxismus können tagsüber oder nachts auftreten. Aus meiner Erfahrung haben Menschen, die nachts mit den Zähnen knirschen, ausnahmslos auch tagsüber die Gewohnheit, den Kiefer anzuspannen. Der Kiefer gewöhnt sich an einen bestimmten Spannungslevel und hält dieses unbewusst auch nachts aufrecht. Oft wurde mir die Frage gestellt, wie der Kiefer nachts entspannt werden könne, wenn es im Schlaf doch keine bewusste Kontrolle gäbe? Die Antwort ist einfacher, als es scheint. Sobald der Kiefer im Wachbewusstsein, also tagsüber, einen niedrigeren Spannungsgrad hat, wird der Körper diese Entspannung auch nachts von selbst herstellen, da dieser Zustand gewohnt und damit sicher ist. Das Körpergedächtnis muss also bewusst neu programmiert werden. Der erste Schritt dazu ist das Erlernen der gesunden Ruhelage von Zunge, Lippen und Kiefer *(Zu-Li-Ki-Na).* Wie im Kapitel »Das Mund-Kiefer-Gesicht-System« bereits beschrieben, ermöglicht die richtige Zungenruhelage eine entspannte Kieferhaltung. Der Unterkiefer befindet sich dann in seiner idealen Position, und das Kiefer-System kann sich auch nachts beruhigen. Außerdem werden dadurch die Atemwege offen gehalten. Der Atem kann frei durch die Nase fließen. In der richtigen Position am Gaumen findet die Zunge Stabilität und rutscht nicht ungewollt nach hinten, wo sie den Atemweg einengen würde. Schlafbezogene Atemprobleme führen zur Stresshormonausschüttung im Körper, wodurch die Körperspannung, insbesondere im Unterkiefer, erhöht wird. Der Körper befindet sich im Überlebensmodus. Der biologische Sinn dahinter ist, dass der Unterkiefer unter Anspannung nach vorne gebracht wird, um den Atemweg zu vergrößern, also den Rachen zu erweitern, sodass genügend Sauerstoffzufuhr gewährleistet wird. Diese Verschiebung des Unterkiefers erzeugt Zähneknirschen. Auf den engen Zusammenhang zwischen Atemstörungen und Zähneknirschen werde ich im Kapitel »Schnarchen« noch näher eingehen.

Die ruhende Zunge am Gaumen hat einen weiteren positiven Effekt auf den Kiefer. Sie dient als »Bremse« für überschießende Kieferbewegungen und verhindert dadurch ein hartes Aufeinandertreffen der oberen und unteren Zahnreihen, was den Druck bei Zähneknirschen beträchtlich reduzieren kann.

Bruxismus hat seine Ursache jedoch nicht nur auf körperlicher Ebene. Vielleicht hast du schon einmal beobachtet, dass dein Kiefer verspannter ist, wenn du mehr Stress hast? Nachts versucht das Unterbewusstsein, den Stress und die damit verbundenen negativ erlebten Emotionen abzubauen, und das passiert auch über den Kiefer. Zähneknirschen ist somit eine dienliche Strategie des Körpers, um Druck abzubauen. Eine natürliche Körperreaktion, die während des Verarbeitens von Emotionen auftritt, ist das Schlucken. Nachdem die Emotion durchlebt wurde, entsteht ein Schluckreflex. In Bezug auf Zähneknirschen ist wichtig zu wissen, dass beim Schlucken immer die Zahnreihen geschlossen werden. Wir beißen beim Schlucken also die Zähne zusammen. Je mehr nachts verarbeitet werden muss, desto öfter wird demnach auch geschluckt, und die Zähne haben häufiger Kontakt. Eine konventionelle Behandlungsmethode von Zähneknirschen und Zähnepressen ist die zahnärztliche *Aufbissschiene.* Diese soll in erster Linie die Zähne vor Schäden schützen. Und das ist auch gut und wichtig! Doch die treffende Bezeichnung »Auf-Biss-Schiene« zeigt das Muster, das durch sie erzeugt wird, nämlich auf die Schiene zu beißen. Und damit entfernt sich die nächtliche Position des Unterkiefers von der entspannten Ruheschwebelage hin zum Aufbiss. Schienen sind reine Symptombehandlungen, was bedeutet, dass sie nicht an der eigentlichen Ursache ansetzen oder diese beheben. Im Gegenteil, durch das Fremdkörpergefühl im Mund, welches die Schiene nachts auslöst, kann sich das Zähneknirschen sogar intensivieren. Wenn du eine »Knirscherschiene« trägst, empfehle ich dir, diese weiterhin zu tragen. Sobald du erkennst, dass du nicht mehr mit den Zähnen knirschst, kannst du in Absprache mit deinem Zahnarzt die Tragezeit der Schiene reduzieren oder sogar ganz weglassen.

Kopfschmerzen

Ein großer Teil meiner Klienten leidet unter wiederkehrenden Kopfschmerzen. Ein starker Kaumuskel, der *Temporalismuskel,* verläuft direkt im Schläfenbereich nach oben in den Kopf. Ist dieser verspannt, beispielsweise durch Zähneknirschen oder Zähnepressen, kann das starke Kopfschmerzen auslösen. Durch eine Entspannung dieser Muskeln und Faszien konnten die meisten innerhalb kürzester Zeit eine Verbesserung der Kopfschmerzen erreichen. Schmerzen, die vom Nacken in den Hinterkopf ausstrahlen, werden von einer vorverlagerten Kopfhaltung begünstigt. Die Kopfvorhalteposition, auch »Geierhals« genannt, tritt meist in Verbindung mit einer ebenso vorverlagerten Zungenruhelage auf. Je weiter die Zunge in Richtung Schneidezähne liegt, desto weiter schiebt sich auch der Kopf nach vorne. Wie du dir vorstellen kannst, ist diese Haltung für den ganzen Körper schwächend, da die Kräfteverschiebung aus der Vertikalen ständig kompensiert werden muss. Ich beobachte, dass das Erlernen der richtigen Zungenruhelage am Gaumen auch die Nackenaufrichtung erleichtert. Eine Patientin berichtete von vielen Jahren Körpertherapie, um ihre Haltung zu verbessern. Erst mit der richtigen Zungenposition hatte sie es geschafft, dauerhaft aufrecht zu bleiben und eine natürliche, gesunde Körperhaltung zu entwickeln.

Manche Migränepatienten nehmen wahr, dass sich ihr Gaumen während der Schmerzphasen verändert. Es kann sogar sein, dass sich genau auf der Seite, die schmerzt, eine Schwellung am Gaumen zeigt. Eine mögliche Erklärung wäre ein Lymphstau, der durch sanfte Massagen am Gaumen, oder eben die richtige Zungenruhelage, behoben werden kann.

Ohrenschmerzen

Kieferverspannungen können in die Ohren ausstrahlen und dort Schmerzen verursachen. Das geschieht aufgrund der anatomischen Nähe von Kaumuskulatur, Kiefergelenk und Gehörgang. Wenn du deinen kleinen Finger vorsichtig in den Gehörgang führst und etwas nach vorne in Richtung Nase drückst, spürst du direkt dein Kiefergelenk. Wenn der

Hals-Nasen-Ohren-Facharzt also keine Ursache für die Ohrenschmerzen finden kann, sollte unbedingt an eine mögliche Verspannung der Kaumuskeln gedacht werden.

Ohrensausen

Tinnitus oder umgangssprachlich »Ohrensausen« ist ein weitverbreitetes Problem, das bei Menschen mit Kieferproblemen gehäuft auftritt. Das größte Problem bei Ohrgeräuschen ist die psychische Belastung durch das ständige Rauschen oder den Ton im Ohr. Besonders in Ruhe, beispielsweise vor dem Einschlafen, wird der Tinnitus wieder bewusst wahrgenommen und stört empfindlich die Entspannung. Eine mögliche Erklärung für die Entstehung der Ohrgeräusche ist eine Durchblutungsstörung aufgrund verhärteter Muskeln und Faszien im Kieferbereich. Kiefer-Stress, ausgelöst durch die ständige Geräuschbelastung, kann ein aufrechterhaltender Faktor für den *Tinnitus* sein. Grundsätzlich ist die Chance, dass sich der Tinnitus durch Kieferentspannung verbessert, dann am größten, wenn sich das Geräusch bei Kieferbewegungen wie beim Kauen oder Öffnen und Schließen des Kiefers verändert.

Schnarchen

Schnarchen ist, entgegen der weitverbreiteten Meinung, keine harmlose Schlafvariante, die im schlimmsten Fall zu getrennten Schlafzimmern führt. In Wahrheit kann Schnarchen, und die damit verbundenen möglichen Atemaussetzer, zu ernsthaften gesundheitlichen Problemen führen. Durch die verminderte Sauerstoffversorgung des Körpers und die ständige Lärmbelastung kommt es zur Ausschüttung von Stresshormonen im Schlaf. Diese lassen sich sogar mittels Bluttest eindeutig messen. Folglich regenerieren Menschen, die schnarchen – und deren Bettpartner – nachts schlechter und fühlen sich tagsüber oft energielos und müde. Die Selbstheilungskräfte des Körpers werden durch die Stresshormone beeinträchtigt, und der Körper verliert zunehmend an Leistungsfähigkeit. Wie bereits erwähnt, begünstigt Schnarchen außerdem Zähneknirschen, was eine bedeutende Rolle spielt, wenn es darum geht, die Ursachen von Zähneknirschen und Kieferproblemen dauerhaft zu beheben.

Um die Zusammenhänge besser verständlich zu machen, möchte ich einen kurzen Überblick über die Entstehung der typischen Schnarchgeräusche geben. Schnarchen entsteht an zwei Stellen: erstens im Rachen, wenn die Zunge nach hinten fällt und dort den Atemweg ei-

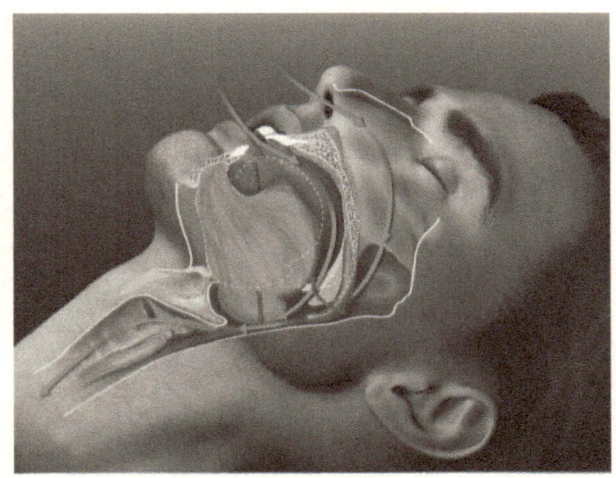

»Rachenschnarchen« und »Gaumenschnarchen«

nengt – oder sogar verschließt. Die Luftverwirbelungen an dieser Engstelle im Rachen sind typisch für Schnarcher, die am Rücken mit offenem Mund schlafen. Zweitens kann das Gaumensegel – das ist der hintere, weiche Teil des Gaumens – Schnarchgeräusche erzeugen, wenn es im Atemluftstrom zu vibrieren beginnt.

In beiden Fällen ist die Lösung einfach: Die Zunge muss im Schlaf in die richtige Position am Gaumen gebracht werden. Damit wird sie am Zurückrutschen in den Rachen gehindert und kann so gleichzeitig das Gaumensegel von unten stabilisieren. Die Zunge hält den Unterkiefer in der gesunden Position und verhindert, dass dieser nach hinten unten fällt und den Atemweg einschränkt. In Verbindung mit der richtigen Atmung durch die Nase und geschlossene Lippen bildet die gesunde Zungenruhelage ein geschlossenes System, das in sich selbst stabil ist und damit in jeder Schlafposition eine freie Atmung gewährleistet. Diese Erkenntnisse basieren auf den Studien von Prof. Dr. Dr. Wilfried Engelke.[13]

Schnarcher atmen anders als »Nicht-Schnarcher«: Sie atmen schneller und bewegen mehr Luft beim Ein- und Ausatmen. Atemübungen aus dem Kiefer-Yoga sind dafür konzipiert, die Atmung zu normalisieren. Wie du siehst, besteht eine enge Verbindung zwischen dem Schnarchen und Bruxismus, sowohl in der ursächlichen Entstehung als auch im Ansatz, die Symptome zu beheben. Die gute Nachricht ist, dass du jetzt, da du die Zusammenhänge verstehst, selbst alles dafür tun kannst, um dein Kiefer-System wieder ins Gleichgewicht zu bringen. Die richtige Ruhelage von Zunge, Lippen und Kiefer, kombiniert mit einer natürlichen Atmung durch die Nase, machen Schnarchen praktisch unmöglich! Wie du das mit den Übungen aus dem Kiefer-Yoga schnell und nachhaltig umsetzen kannst, zeige ich dir im nächsten Kapitel.

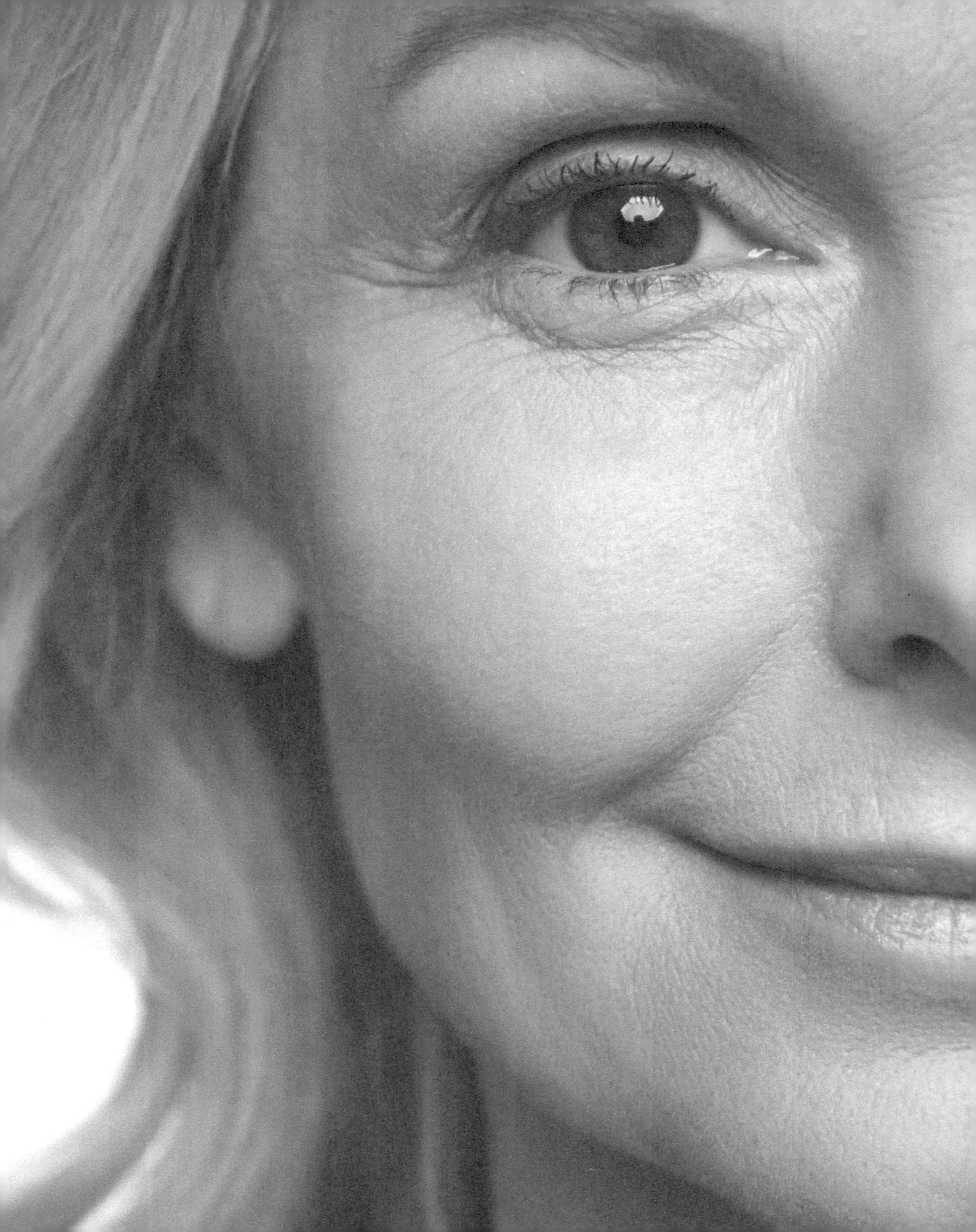

Kiefer-Yoga BODY

In diesem Kapitel kommen wir zur Lösung für deine Kieferprobleme auf körperlicher Ebene. Kiefer-Yoga BODY beinhaltet spezielle Muskelfunktions-, Faszien- und Atemübungen, mit denen du dein Kiefer-System entspannen und auf körperlicher Ebene ins Gleichgewicht bringen kannst. Die Übungen basieren auf der *Orofacialen Myofunktionellen Therapie,* die weltweit erfolgreich bei Störungen im Mund-Kiefer-Gesicht-System eingesetzt wird. Eine zentrale Rolle im Kiefer-Yoga spielt hier das Ruhelagetraining *Zu-Li-Ki-Na,* das nachhaltige Ergebnisse garantiert. Mittlerweile gibt es über achtzig verschiedene Übungen, die jeweils gezielt auf eine bestimmte Muskel- und Faszienpartie einwirken: Übungen für die Zunge, die Lippen, die Wangen, die Augen, die Hände, den Kiefer und den Nacken-Schulter-Bereich. Im Gesicht verlaufen die Meridiane, die die Organe auf feinstofflicher Ebene mit Energie versorgen. Die Kiefer-Yoga-Übungen wirken durch die Bewegungen des Gesichts ebenso harmonisierend auf die Meridiane und alle Organsysteme. Da Körper, Geist und Seele niemals getrennt voneinander sind, wirken die körperlichen Übungen auch auf deine Gedanken und Gefühle ein – mit diesem Zusammenhang befasst sich das Kapitel »Kiefer-Yoga MIND«. Praktizierst du die Bewegungen regelmäßig, werden zu schwache Muskeln im Kieferbereich gestärkt, verspannte Muskeln entspannt und gedehnt und die Faszien geglättet und von Verklebungen befreit. Das Ziel ist, im Kiefer-System ein Gleichgewicht herzustellen, damit es zu keinen kompensatorischen Fehlfunktionen oder Fehlspannungen mehr kommt. Es wird nicht angestrebt, den Kiefer immer entspannt zu halten, denn wie überall im Leben geht es auch hier um das Wechselspiel zwischen Anspannung, Entspannung und Ausdehnung. Dieser Prozess verläuft in rhythmischen Zyklen. Wäre dein Kiefer immer nur entspannt, würde dir der wichtige Aspekt des »Zubeißens« im Leben fehlen. Dann wäre es schwierig, Entscheidungen zu treffen, Dinge umzusetzen oder einen Konflikt auszutragen. Manche Situationen erfordern auch den »richtigen Biss«, andere ein »Loslassen, ohne sich zu verbeißen«. Ist dies ausgewogen, findest du auf allen Ebenen immer wieder zurück in die Zentrierung und damit in die ausbalancierte Ruhelage von Kiefer, Lippen und Zunge.

Mit den Übungen des Kiefer-Yoga kannst du die Funktionen von Zunge,

Kiefer und Gesichtsmuskeln optimieren und auf diese Weise ein freies Zusammenspiel der einzelnen Muskeln erreichen. Dein Kiefer wird sich freier anfühlen und sich leichter und geschmeidiger bewegen lassen. Die Vorteile eines ausbalancierten Kiefers zeigen sich auch beim Sprechen, in deinem Gesicht, deiner Mimik, und sie werden spürbar in deinem Lächeln.

Kiefer-Yoga BODY sollte zu Beginn mindestens einundzwanzig Tage lang täglich praktiziert werden, um spürbare Verbesserungen der Kiefergesundheit zu erreichen. Danach dienen die Übungen der lebenslangen Gesunderhaltung des Kiefers und werden idealerweise regelmäßig praktiziert! Bis die natürliche Ruhelage *Zu-Li-Ki-Na* automatisiert ist, sollte viel Achtsamkeit im Alltag darauf verwendet werden, diese neue Ruhelage einzunehmen und den Körper daran zu gewöhnen. Führe täglich eine oder zwei Übungen aus den unterschiedlichen Kategorien aus: Zunge, Lippen, Kiefer, Atmung, Hände und Augen. Insgesamt ist eine Trainingszeit von zehn bis fünfzehn Minuten optimal.

Bevor du mit den Übungen beginnst, bereite bitte einen Spiegel, einen Stuhl und Esspapier vor. Kiefer-Yoga wird immer im Sitzen und mit Spiegelkontrolle praktiziert.

Und noch ein Hinweis: Wenn du möchtest, kannst du dir die Videoanleitungen zu den Übungen unter folgendem Link ansehen: www.kieferfreund.com/kiefer-yoga-buch

Die richtige Haltung beim Praktizieren

Bei den Übungen die richtige Haltung einzunehmen ist äußerst wichtig! Im Sitzen hast du eine stabile Basis im Becken, wodurch dein Kieferbereich freier wird.

Setze dich aufrecht auf das vordere Drittel des Stuhls, ohne dich anzulehnen. Beide Füße stehen parallel am Boden, die großen Zehen zeigen nach vorne. Nun achte auf die vier rechten Winkel: Der erste befindet sich in deinem Fußgelenk zwischen Fuß und Schienbein, der zweite in den Knien zwischen Schienbein und Oberschenkel, der dritte in deiner Hüfte zwischen Oberschenkel und Lendenwirbelsäule und der vierte zwischen Kinn und Hals. Schiebe nun beide Hände mit den Handflächen nach oben unter deine Sitzbeinhöcker unter dem Gesäß, sodass dein Becken weder zu weit nach vorne ins Hohlkreuz noch zu weit nach hinten kippt. Lasse dein Becken in dieser Posi-

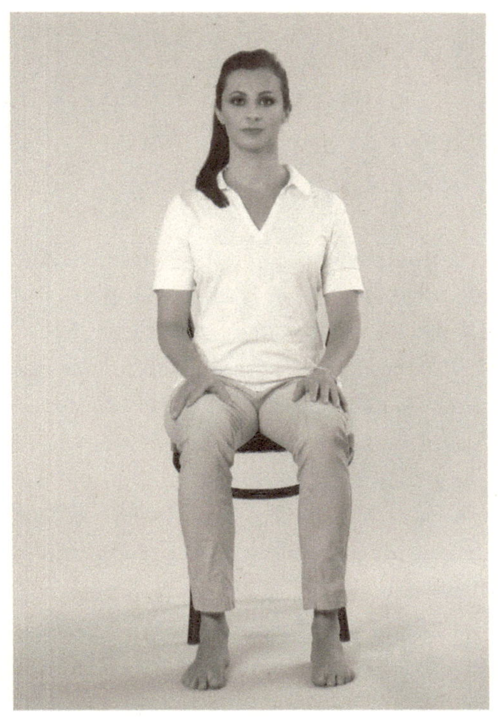

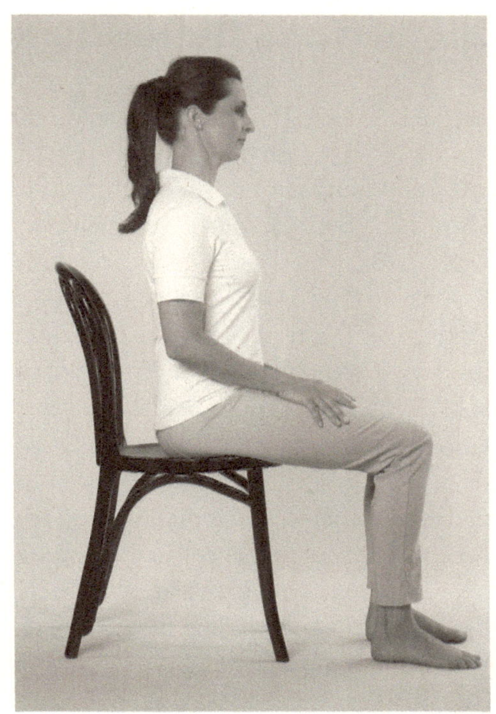

tion und lege deine Hände auf den Oberschenkeln ab. Achte darauf, deine Schultern locker fallen zu lassen. Stelle dir einen Faden vor, der vom höchsten Punkt deines Kopfes senkrecht nach oben zieht, und richte deinen Nacken auf. Die richtige Zungenruhelage wird dich dabei unterstützen, den Kopf in der richtigen Position zu halten.

Wenn du dich nun seitlich im Spiegel betrachtest, führt eine senkrechte Linie von deinen Ohren über deine Schultern zu deiner Hüfte. Hier kann es nützlich sein, eine zweite Person mit einzubeziehen, die dir dabei hilft, die richtige Position zu finden. Bleibe in dieser Haltung zwei bis fünf Minuten ruhig sitzen und atme, wenn möglich, durch die Nase, bevor du mit Kiefer-Yoga beginnst.

An dieser Stelle möchte ich dich an die »Meisterübung *Zu-Li-Ki-Na*« im Kapitel »Erlernen der richtigen Zungenruhelage« erinnern. Das Praktizieren der Ruhelage *Zu-Li-Ki-Na* ist die einzige Übung im Kiefer-Yoga, die unbedingt mehrmals täglich durchgeführt werden soll! Es reicht nicht aus, diese Übung nur einmal täglich zu machen. Meine Empfehlung ist, zu Beginn stündlich daran zu denken und diese Zungenhaltung einzunehmen. Deine Zunge soll sich an diese neue Position gewöhnen, dafür ist Wiederholung, Wiederholung und nochmals Wiederholung notwendig. Und ganz viel Geduld! Vergleichbar ist dieser Prozess mit dem Radfahrenlernen. Zu Beginn ist es schwierig und mit Anstrengung verbunden. Sobald du einmal gelernt hast, Rad zu fahren, wirst du es jedoch dein ganzes Leben lang nicht mehr verlernen. Genauso ist es mit der neuen Ruhelage: einmal erlernt, immer behalten.

Dein Fahrplan zur Automatisierung

Automatisierung bedeutet, dass du deine alte Ruhelage von Zunge, Lippen und Kiefer durch die neue Ruhelage *Zu-Li-Ki-Na* ersetzt. Dies ist ein Veränderungsprozess, der das Ziel hat, dass die neue Ruhelage automatisch von deinem Körper gehalten wird. Dazu möchte ich dir ein paar Vorschläge aus meiner Praxis geben, die diesen Prozess sehr gut unterstützen.

Erstens, erlerne *Zu-Li-Ki-Na.*

Zweitens, mache täglich vor dem Einschlafen eine Kiefer-Meditation, die dein Unterbewusstsein im Automatisierungsprozess unterstützt. Diese findest du im Kapitel »Kiefer-Yoga MIND«.

Drittens, lege großen Wert darauf, die Nasenatmung zu erlernen, wenn du Mundatmer bist. Dazu gibt es im Kiefer-Yoga effektive Übungen wie die »Wechselatmung« und die »3-Minuten-Atmung«, die du später in diesem Kapitel kennenlernen wirst.

Viertens, nutze Erinnerungshilfen! Ohne Erinnerungshilfen ist es aus meiner Erfahrung sehr schwierig, *Zu-Li-Ki-Na* wirklich im Alltag umzusetzen. Am besten gebrauchst du alle Sinneskanäle, um dich im Alltag an die richtige Ruhehaltung zu erinnern, ich gebe dir dazu einige Beispiele. Visuelle Hilfen können gut sichtbare Erinnerungszettel in deiner Wohnung sein, ein pink lackierter Fingernagel, ein neues Hintergrundbild in deinem Smartphone oder ein neues Schmuckstück an den Händen. Jedes Mal, wenn du diese visuellen Erinnerungshilfen siehst, denkst du an *Zu-Li-Ki-Na* und nimmst die richtige Ruhelage ein. Auditive Hilfen beziehen sich auf das Hören. Stelle stündlich einen Wecker, verwende deinen Lieblingssong als Erinnerungshilfe oder montiere ein Glöckchen an deiner Eingangstür, die dich beim Öffnen oder Schließen der Tür durch das Klingeln an *Zu-Li-Ki-Na* erinnert. Taktile Hilfen wirken über den Tastsinn. Du kannst dir kleine Stücke aus Esspapier vorbereiten und diese mehrmals täglich auf deine Zunge legen, sodass du spürst, ob sich deine Zunge auch wirklich oben am Gaumen befindet, während du alltägliche Aufgaben verrichtest wie Geschirr spülen oder E-Mails beantworten. *Zu-Li-Ki-Na* soll Teil deines Alltags werden!

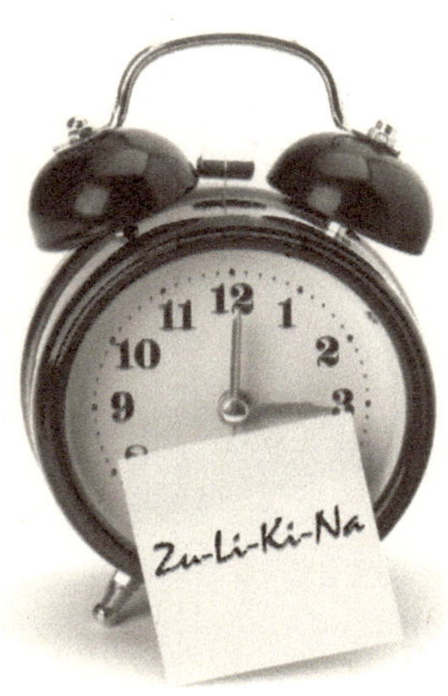

Erinnerungshilfen

Sobald du bemerkst, dass sich deine Zunge ohne große Anstrengung nach oben saugen lässt, reduziere den Kraftaufwand und vertraue deinem Körper. Nimm so viel Spannung aus der Zunge heraus, sodass sie gerade noch am Gaumen haften bleibt. Die Vorstellung, dass die Zunge wie ein Saugnapf oder ein Magnet am Gaumen von selbst hält, hilft erfahrungsgemäß dabei, die Anstrengung herauszunehmen. Die meisten meiner Klienten führen diesen Schritt nach circa zwei Wochen durch.

Abschließend frage dich in den nächsten Wochen, wo sich deine Zunge morgens nach dem Aufwachen befindet. Sobald sie sich bereits am Morgen in der richtigen Position befindet, kannst du davon ausgehen, dass sich die neue Ruhelage automatisiert hat. Dann ist es an der Zeit, dich für deinen Erfolg zu feiern!

Ich habe noch einen sehr wichtigen Hinweis für dich! Kein Mensch kann *immer* die Zunge in der richtigen Position behalten. Sobald Stress oder Erkältungskrankheiten auftauchen, verändert sich vorübergehend auch die Ruhelage. Bitte mache dir keinen Druck, wenn du so weit bist, dass dir eine Abweichung der natürlichen Ruhelage sofort auffällt, hast du dein Ziel erreicht!

Die Zungenübungen im Kiefer-Yoga bereiten deine Zunge auf die richtige Ruhelage optimal vor und ermöglichen ein müheloses Ansaugen der Zunge am Gaumen. Bei regelmäßiger Praxis werden alle Anteile deiner Zunge gekräftigt. Ein besonderes Augenmerk liegt auf der Zungenmitte, da diese aus meiner Erfahrung meistens zu schwach ist.

KIEFER-CHECK: Das kannst du überprüfen, indem du deine Zunge gerade herausstreckst, sodass deine Zungenspitze waagrecht nach vorne zeigt. Beobachte dich im Spiegel und stelle fest, ob sich in der Mitte deiner Zunge eine Mulde bildet. Ist das der Fall, ist deine Zungenmitte zu schwach.

Grundsätzlich gibt es keine zu großen Zungen, sondern nur zu schwache Zungen. Ich habe viele Tausende Zungen gesehen, und ich kann dir garantieren, dass deine Zunge mit den Übungen perfekt zu deiner Gaumengröße passen wird. Deine Zunge wird kompakter, beweglicher und schmaler werden, je öfter du die Übungen durchführst.

Vorab noch ein wichtiger Hinweis: *Weniger ist mehr!* Überfordere deine Zunge nicht in der Intensität und Dauer des Praktizierens! Einmal täglich für eine Dauer von zehn Minuten ist optimal. Es kann auch sein, dass du zu Beginn einen »Zungen-Muskelkater« bekommst oder dass sich dein Kiefer verspannter anfühlt. Das ist völlig normal und reguliert sich innerhalb von wenigen Tagen von selbst. Schmerzen solltest du bei den Übungen niemals spüren. Sollte das der Fall sein, dann brich die Übung sofort ab. Praktiziere liebevoll und genau! Sollte eine Übung nicht gleich gelingen, probiere es am nächsten Tag erneut. Sobald du herausgefunden hast, wie du diese Muskeln gezielt ansteuern kannst, wirst du es nie wieder verlernen.

Beim Durchführen der Zungenübungen achte bitte darauf, dass du isolierte Zungenbewegungen ausführst. Das bedeutet, dass sich nur die Zunge bewegen soll, Kiefer, Lippen und Gesicht bleiben in Ruhe. Sitze bewusst in der aufrechten Haltung und kontrolliere deine Bewegungen immer im Spiegel.

Das Ziel ist, dass alle Anteile deiner Zunge kräftig genug werden, sodass deine Zunge mühelos in der richtigen Ruhelage verweilen kann.

ZUNGENSCHNALZEN

Ziehe die Lippen breit und zeige deine Zähne, so als würdest du lächeln. Nun legst du die Zungenspitze circa einen Millimeter hinter die oberen Schneidezähne und saugst die gesamte Zunge an den Gaumen. Halte diese Position für zehn Sekunden, bevor du sie mit einem »Schnalzen« löst. Wiederhole das fünfmal.

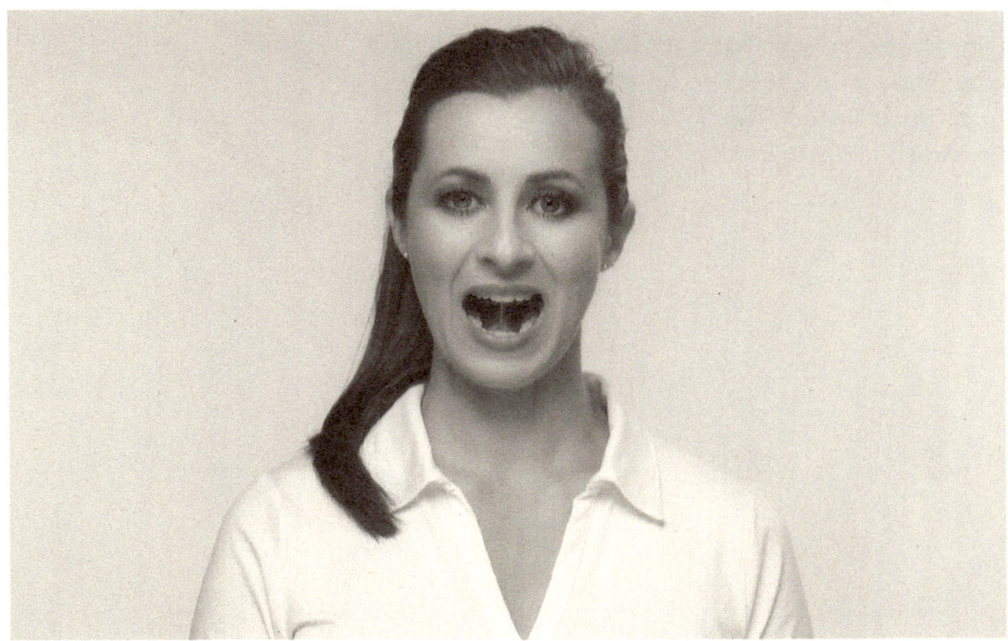

ZUNGENKOMPASS

Ziehe die Lippen breit und zeige deine Zähne, so als würdest du lächeln. Im ersten Durchgang bringst du deine Zungenspitze zuerst in den rechten Mundwinkel (Osten) und hältst diese Position für fünf Sekunden, danach nach unten in Richtung Kinn (Süden), halte hier für fünf Sekunden, dann zum linken Mundwinkel (Westen), halte wiederum fünf Sekunden, und abschließend nach oben in Richtung Nase (Norden) - ohne die Nase oder die Oberlippe zu berühren und ohne den Mund zu schließen. Halte nun auch diese Position fünf Sekunden lang.

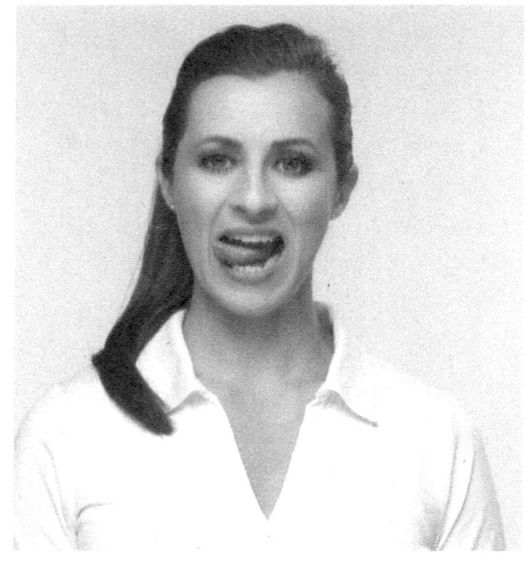

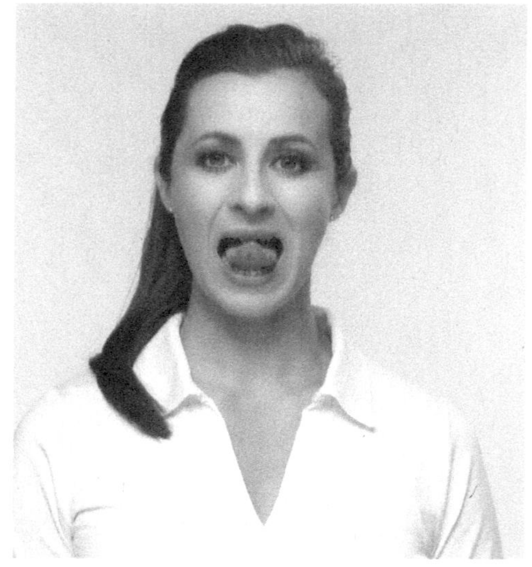

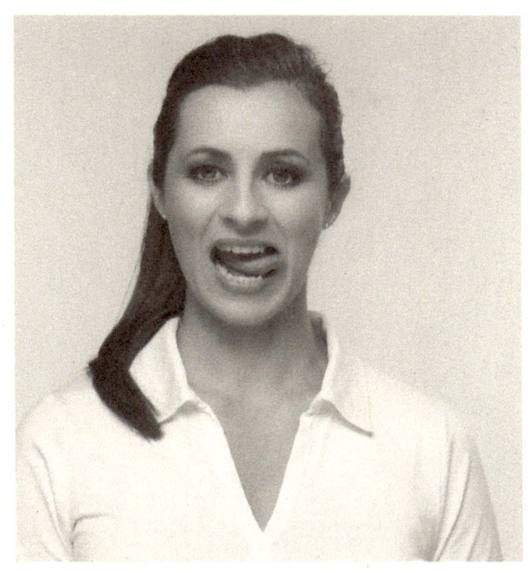

Im zweiten Durchgang kreist du mit deiner Zunge von Osten Richtung Süden, Westen und Norden fünfmal und dann fünfmal in die andere Richtung von Westen nach Süden, Osten und Norden. Führe die Bewegung bitte so langsam wie möglich durch.

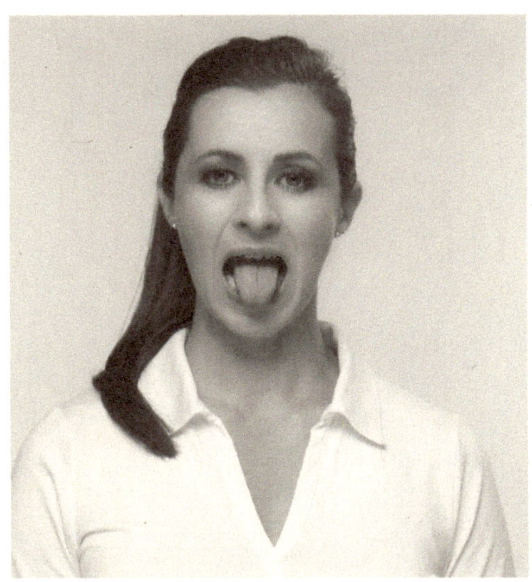

ZUNGE ANSAUGEN MIT ESSPAPIER

Lege ein Stück Esspapier von circa einem Zentimeter Durchmesser auf deinen hinteren Zungenteil und sauge dann deine Zunge mit breit gezogenen Lippen an den Gaumen. Versuche, das Esspapier deutlich zwischen deiner Zunge und dem Gaumen zu spüren. Halte diese Position für fünf Sekunden, wiederhole die Übung fünfmal.

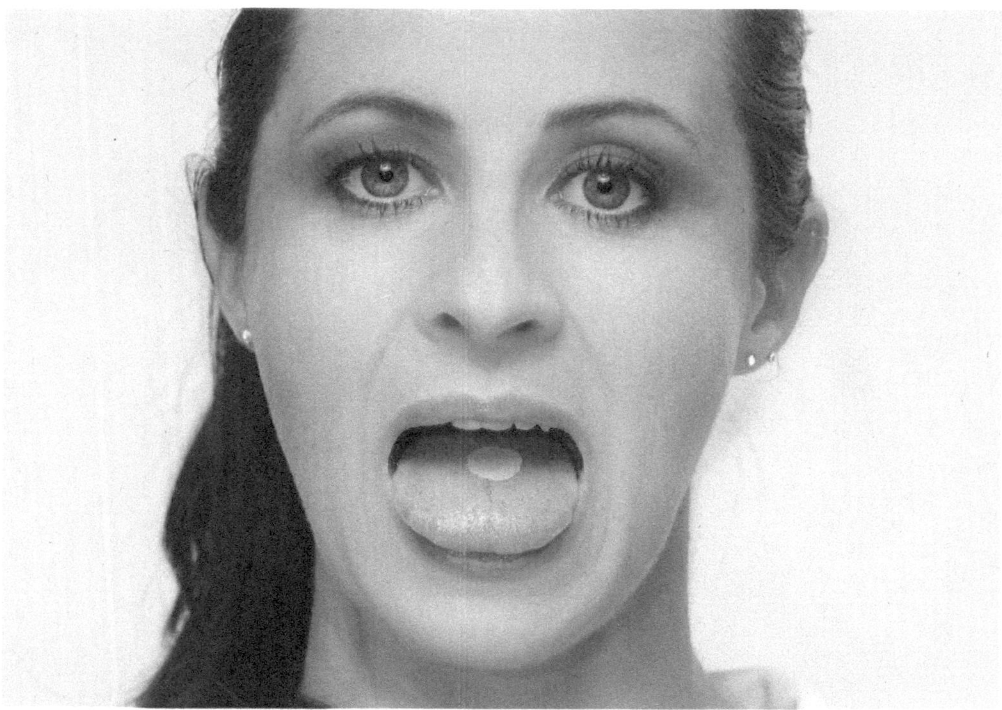

NUSSKNACKER

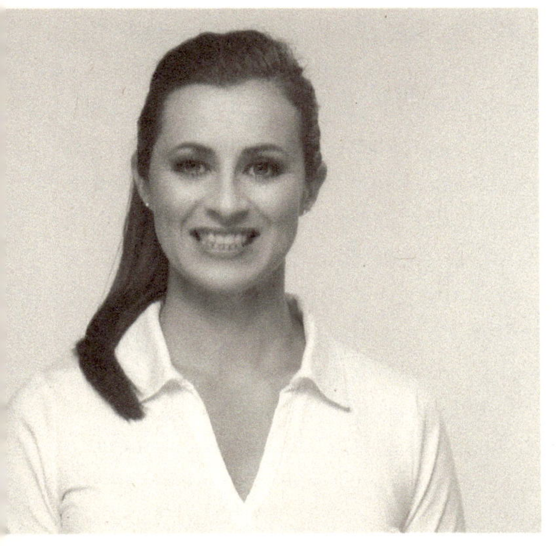

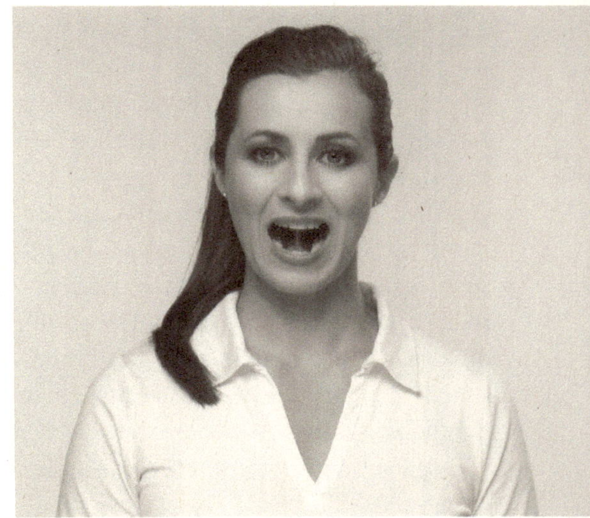

Ziehe die Lippen breit und zeige deine Zähne, so als würdest du lächeln. Nun legst du die Zungenspitze circa einen Millimeter hinter die oberen Schneidezähne und saugst die gesamte Zunge an den Gaumen. Lass die Zunge angesaugt und öffne und schließe deinen Kiefer – wie ein Nussknacker – und achte dabei darauf, dass deine Lippen breit bleiben und du auch beim Schließen des Kiefers die Spannung in der Zunge hältst. Mache bitte zehn Wiederholungen.

Kiefer-Yoga für die Lippen

Auch die Lippen sollten isoliert bewegt werden, also unabhängig von Zunge, Kiefer und Gesicht, welche während der Lippenübungen möglichst ruhig bleiben sollen. Halte bitte bei allen Lippenübungen die Zungenspitze oben am Gaumen, damit sie sich nicht mitbewegt. Fokussiere deine Kraft in die Lippen und entspanne alle anderen Muskeln. Dabei hilft dir der Blick in den Spiegel. Die Lippen sollen sich auf beiden Gesichtshälften möglichst symmetrisch bewegen.

Das Ziel der Lippenübungen ist, dass du deinen Mund locker geschlossen halten kannst. Du kannst das überprüfen, indem du deinen Kinnmuskel beobachtest, wenn du die Lippen schließt. Dieser soll dabei entspannt bleiben und nicht die Unterlippe nach oben heben. Aktiviere deine Oberlippe und schließe deine Lippen von oben nach unten. Die Lippen sind, wie die Kaumuskeln, die Gegenspieler der Zunge. Befinden sie sich in Ruhe nicht in einer geschlossenen Position, kann die Zunge ihre gesunde Ruhehaltung ebenfalls nicht einnehmen. Erkennst du, wie die einzelnen Muskeln sich gegenseitig beeinflussen?

Kiefer-Yoga für die Lippen entspannt außerdem deine Faszien im Kieferbereich und erhält sie gesund. Das hat obendrein einen großartigen Anti-Aging-Effekt und verleiht dir ein gesundes, natürliches, jugendliches Aussehen.

OBERLIPPENMOBILISIERUNG

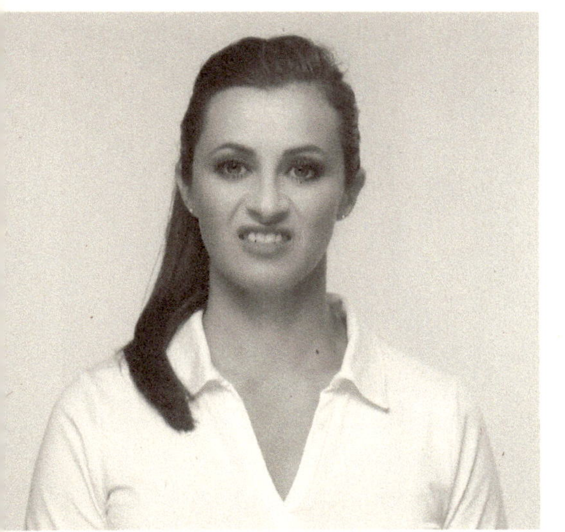

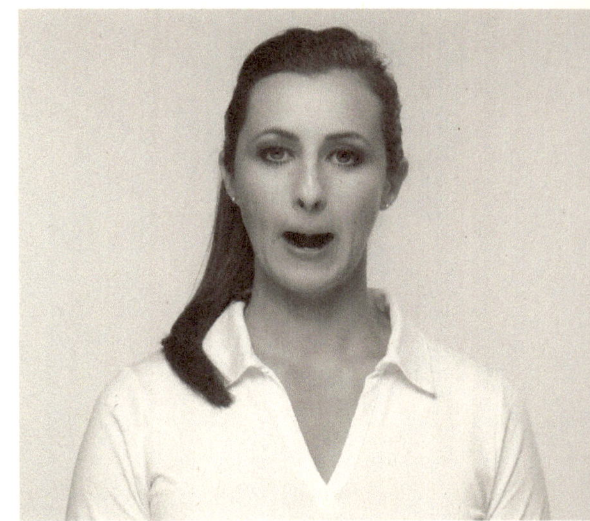

Hebe deine Oberlippe, so als würdest du dich vor etwas ekeln. Danach ziehst du die Oberlippe nach unten über deine Zähne, sodass kein Lippenrot mehr zu sehen ist. Du kannst dir vorstellen, du würdest deine obere Zahnreihe mit deiner Oberlippe auf- und abwärts »schrubben«. Die Zungenspitze ruht oben am Gaumen. Wiederhole diese Bewegung zehnmal.

LIPPENZEICHNEN

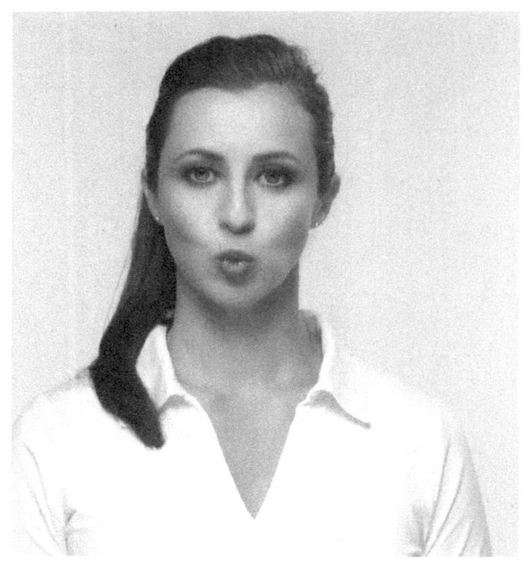

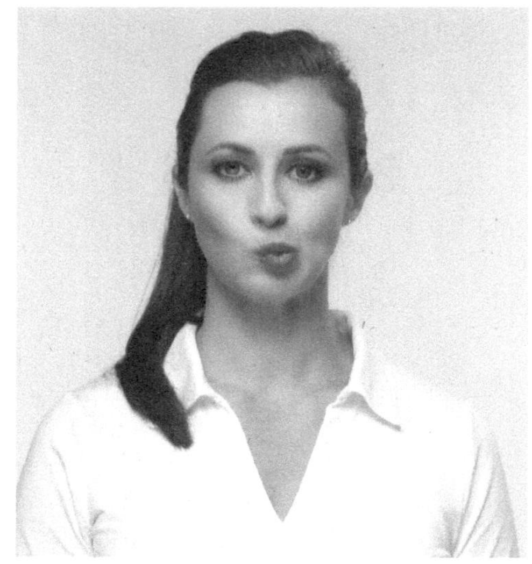

Spitze deine Lippen zu einem Kussmund, schließe deine Zahnreihen und lasse deine Zungenspitze am Gaumen ruhen. Nun stellst du dir vor, du würdest mit deinen gespitzten Lippen eine waagrechte Linie in die Luft zeichnen, ohne dabei den Unterkiefer mitzubewegen. Bewege die Lippen zehnmal hin und her. Klappt diese Bewegung gut, kannst du auch Kreise in die Luft malen.

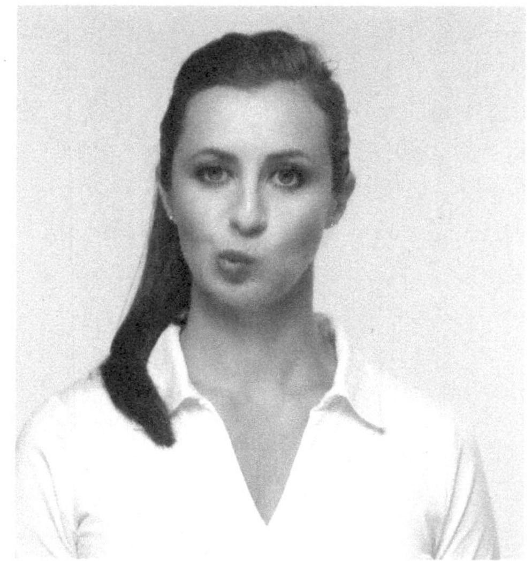

LIPPENSPITZEN

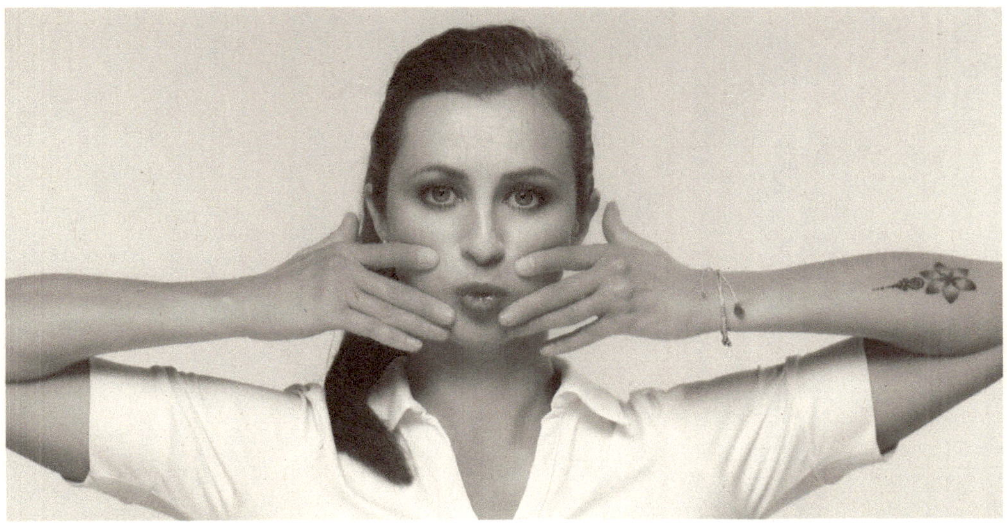

Positioniere Zeige- und Mittelfinger ober- und unterhalb deiner Mundwinkel und ziehe sie nach hinten in Richtung der Ohren. Gleichzeitig spitzt du deine Lippen gegen den Widerstand der Finger zu einem Kussmund. Die Zahnreihen bleiben geschlossen, die Zungenspitze ruht am Gaumen. Halte diese Position für fünf Sekunden, wiederhole das fünfmal.

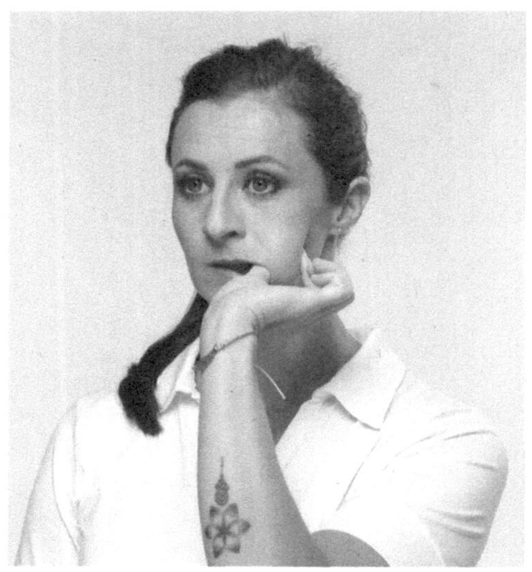

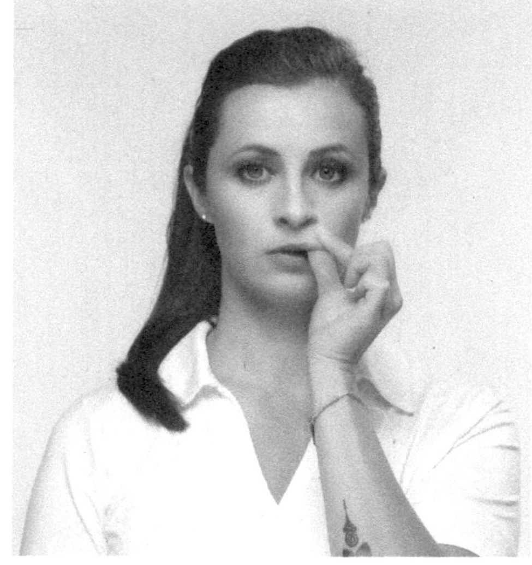

Bringe deinen Daumen an die Innenseite deiner Wangen im Mund, während du mit dem Zeigefinger derselben Hand von außen deine Wangen greifst. Nun dehnst du deine Wangen von hinten nach vorne, indem du sie etwas nach außen und in Richtung deiner Mundwinkel ziehst. Wiederhole diese Dehnung fünfmal je Seite.

Danach greifst du mit Daumen und Zeigefinger deine Oberlippe - nicht mittig, sondern etwas seitlich zwischen Oberlippenmitte und Mundwinkel - und dehnst sie nach außen und unten, sodass du sie etwas verlängerst. Wiederhole das ebenso fünfmal je Seite.

Kiefer-Yoga für den Kiefer

Die Kieferübungen werden, wie die Zungen- und Lippenübungen, ebenfalls vor dem Spiegel in aufrecht sitzender Haltung durchgeführt. Zu Beginn kann es sein, dass manche Bewegungen nur ruckartig möglich sind. Das Ziel ist eine geschmeidige, fließende Bewegung des Unterkiefers.

Hinweis: Bitte sei achtsam beim Praktizieren! Solltest du bei einer Übung Schmerzen verspüren, beende die Übung sofort. Wenn dein Kiefergelenk knackt, dann führe die Bewegung nur bis kurz vor dem Knackgeräusch aus. Mit der Zeit wird sich das Bewegungsausmaß ohne Knacken vergrößern. Sei liebevoll und präzise, beginne mit kleinen Bewegungen ohne viel Druck.

KAUMUSKELMASSAGE

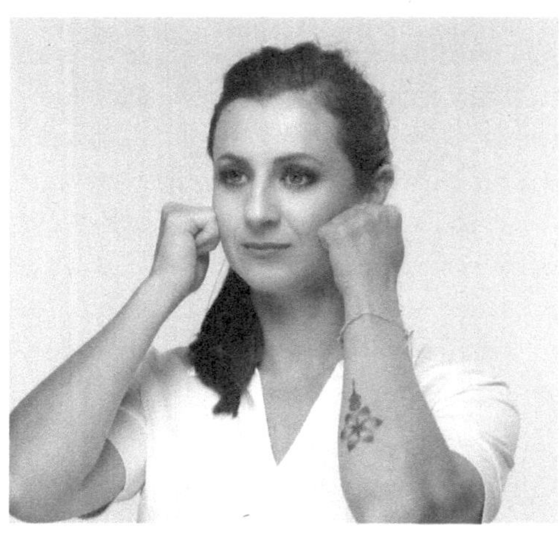

Die Kaumuskeln *(Musculus masseter)* verlaufen vom Jochbein zum Kieferwinkel in deinen Wangen. Wenn du zubeißt, kannst du sie als Wülste ertasten. Balle deine Hände zu Fäusten, setze oben am Jochbein an und massiere mit ausreichend Druck von oben nach unten, so als würdest du einen Schwamm ausdrücken. Wichtig ist, diese Bewegung sehr langsam durchzuführen und immer nur in eine Richtung - von oben nach unten. Die Zunge liegt bei dieser Übung locker unten, der Kiefer sollte möglichst entspannt sein. Streiche zehn- bis fünfzehnmal langsam von oben nach unten.

MUNDBODENMASSAGE

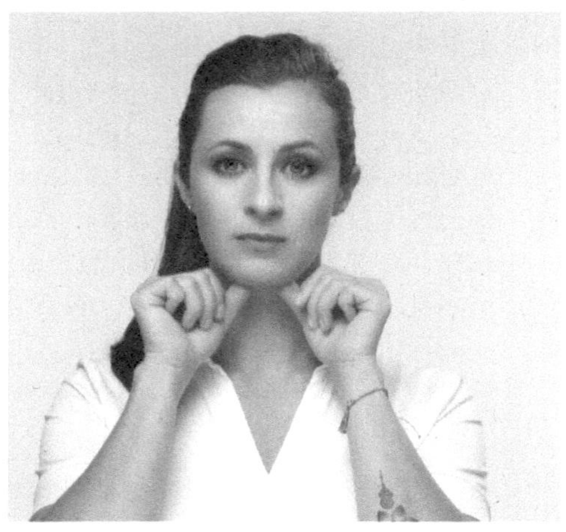

Der Mundboden kann von außen unterhalb des Kinns ertastet werden. Diese Muskelplatte ist bei Kieferverspannungen meistens mitbetroffen. Massiere deinen Mundboden in kreisenden Bewegungen oder streiche mit moderatem Druck von hinten nach vorne in Richtung Kinn. Die Zunge liegt bei dieser Übung locker unten, der Kiefer sollte möglichst entspannt sein. Führe diese Massage eine Minute lang durch.

KIEFERMOBILISIERUNG

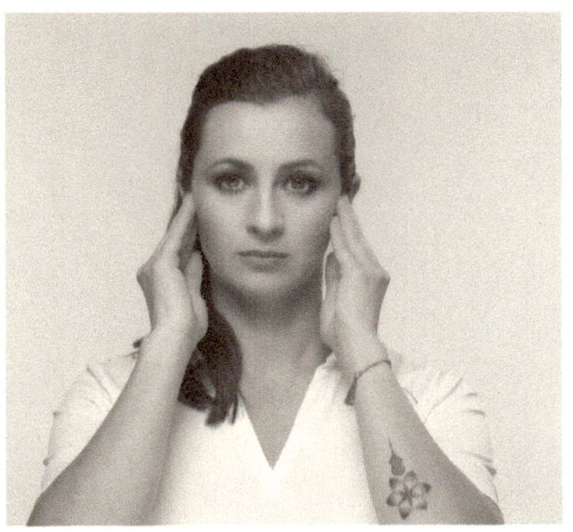

Ertaste mit deinen Fingerspitzen deine Kiefergelenke vor den Ohren, um die Bewegung zu spüren. Hier übst du bitte keinen Druck aus! Führe jede der folgenden Bewegungen fünfmal durch.

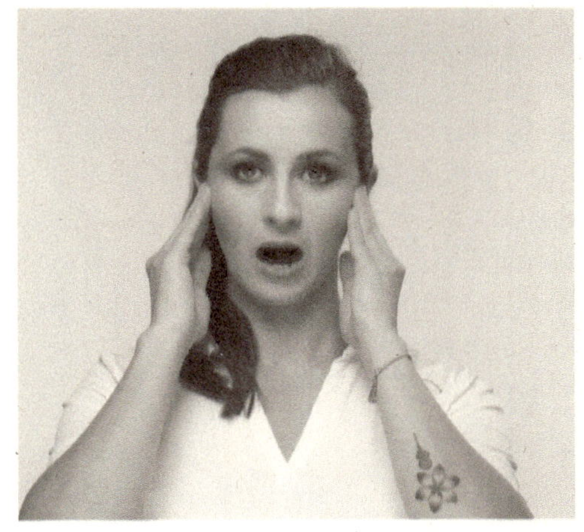

Öffne und schließe deinen Kiefer möglichst gerade. Denke eine senkrechte Linie zwischen Nasenspitze und Kinn. Öffne und schließe, so langsam du kannst, und achte darauf, den Unterkiefer nicht nach vorne zu schieben.

Bewege danach deinen Unterkiefer langsam zur rechten und zur linken Seite. Nimm wahr, wie sich die Bewegung anfühlt. Ist sie zu beiden Seiten gleich weit möglich? Wenn es bei einer dieser Bewegungen im Kiefergelenk knackt, stoppe die Bewegung vor dem Knacken und mache die Bewegung kleiner.

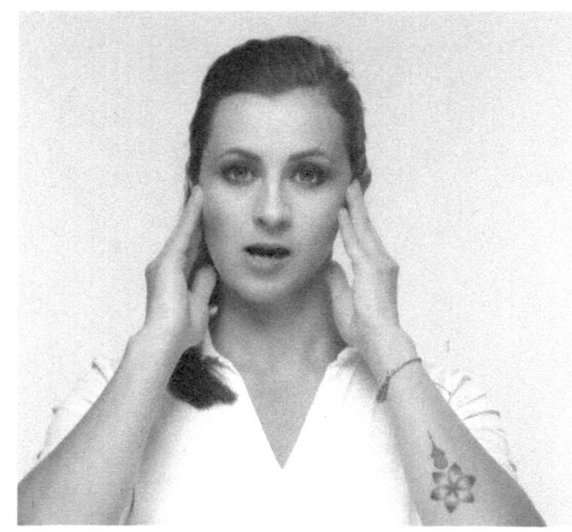

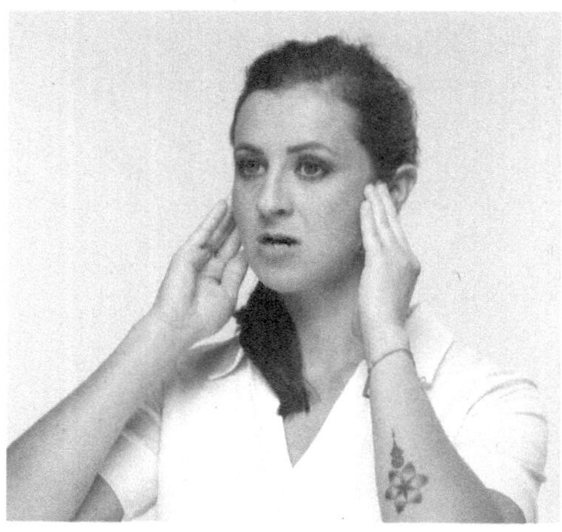

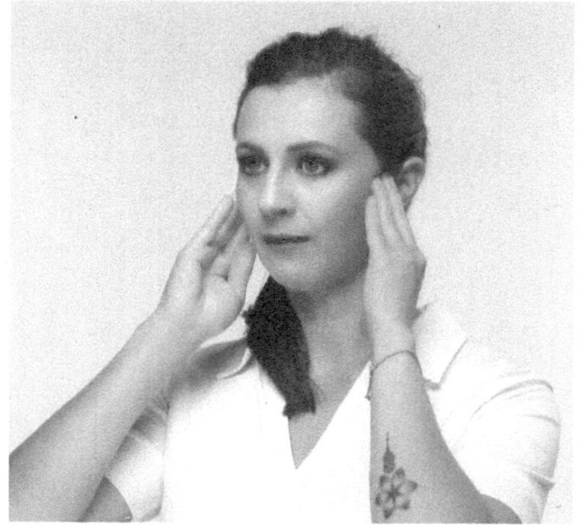

Versuche nun, deinen Kiefer langsam einige Male nach vorne und zurück zu schieben.

Abschließend zeichnest du eine liegende Acht mit deinem Kinn in die Luft. Achte darauf, dabei den Unterkiefer nicht nach vorne zu schieben. Die Zunge liegt bei der gesamten Übung locker unten. Du wirst merken, dass die Bewegungen mit der Zeit geschmeidiger, weicher und leichter werden. Dann koordinieren sich die Muskeln deines Kiefers wieder im Gleichgewicht. Falls Schmerzen auftreten sollten, beende bitte die Übung sofort!

KIEFERENTSPANNUNG

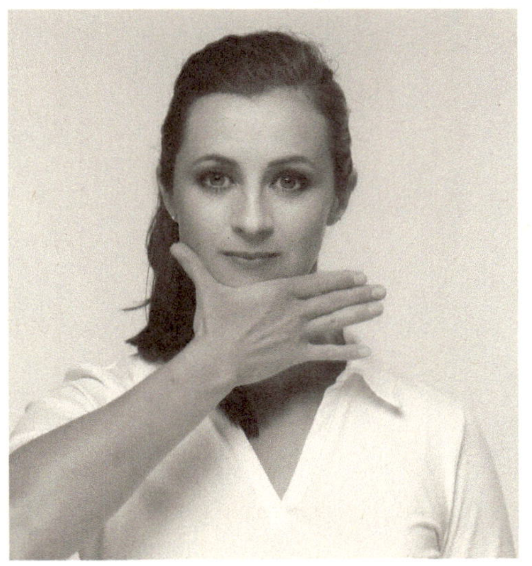

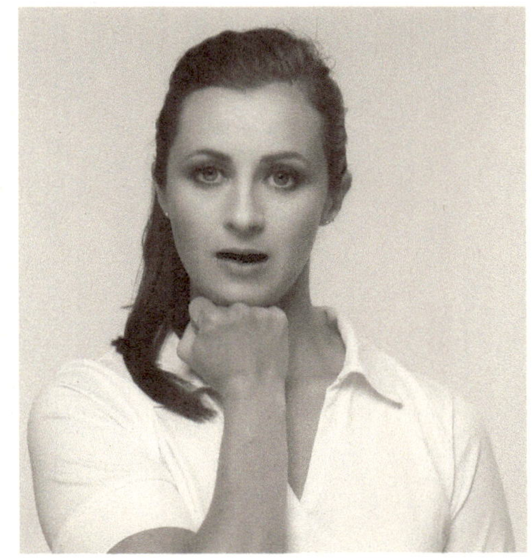

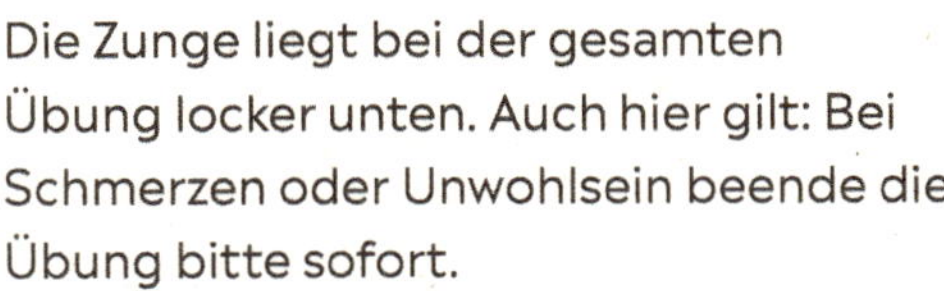

Die Zunge liegt bei der gesamten Übung locker unten. Auch hier gilt: Bei Schmerzen oder Unwohlsein beende die Übung bitte sofort.

Lege deine Hand von vorne an dein Kinn und schiebe deinen Unterkiefer gegen den Widerstand nach vorne. Sei behutsam und drücke nicht zu fest mit deiner Hand! Halte diese Position für fünf Sekunden, wiederhole das dreimal mit jeweils einer kurzen Pause von zwei Atemzügen zwischen den Durchgängen.

Danach machst du eine Faust und positionierst sie unterhalb deines Kinns. Nun öffnest du deinen Mund gegen den Widerstand deiner Hand und hältst diese Position wieder für fünf Sekunden, mache drei Wiederholungen.

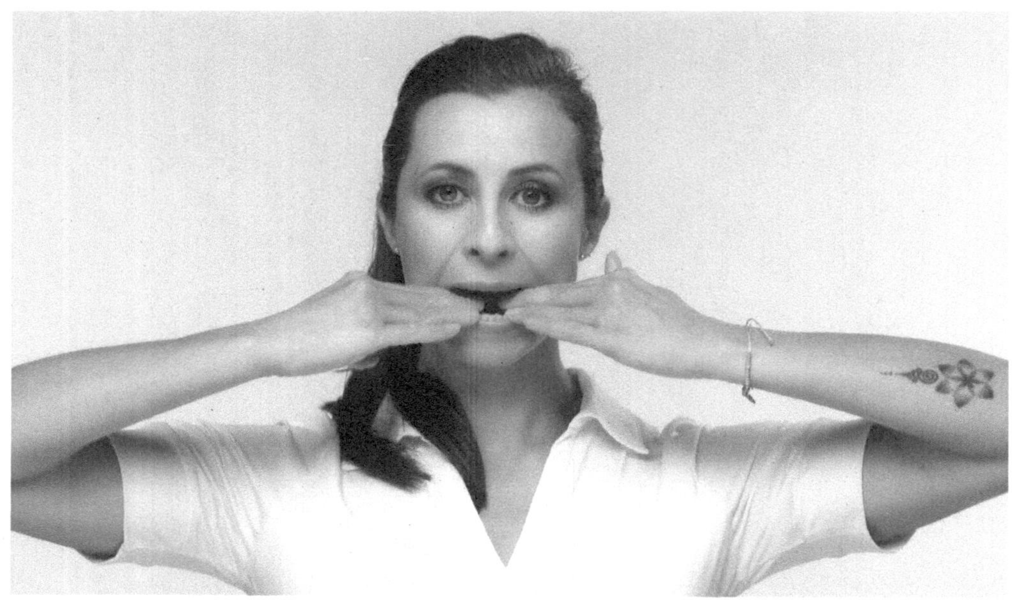

Der letzte Durchgang ist das Schließen des Mundes gegen Widerstand. Dazu legst du deine Finger seitlich auf die unteren Zahnreihen und drückst nach unten, so als wolltest du den Mund mit den Fingern öffnen. Der Unterkiefer versucht, sich währenddessen in die entgegengesetzte Richtung zu bewegen, nämlich den Mund zu schließen. Halte diese Position fünf Sekunden lang und wiederhole das dreimal.

NACKENENTSPANNUNG

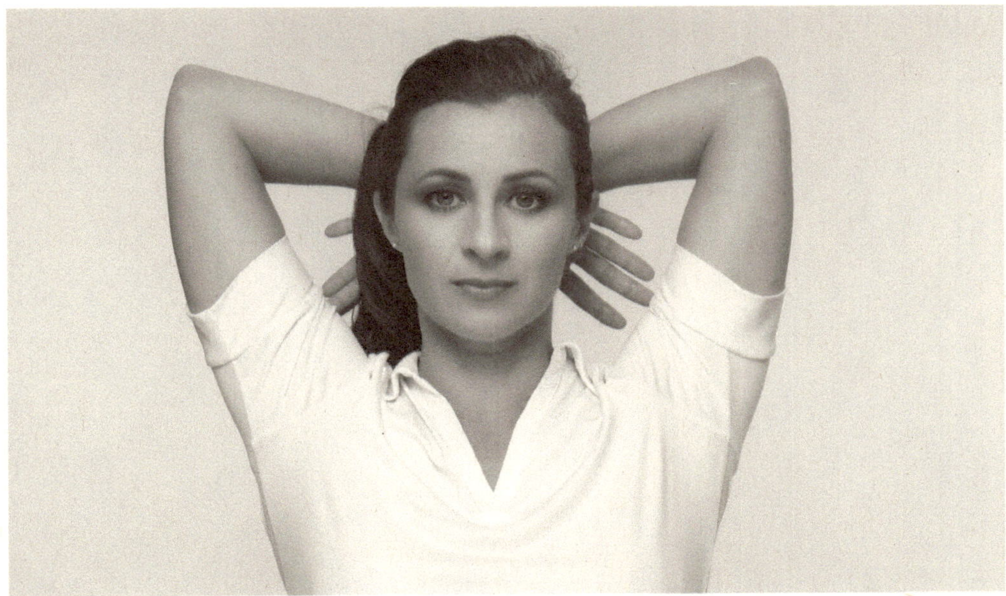

Nacken und Kiefer stehen in sehr enger Verbindung. Um der Kopfvorhalteposition, dem sogenannten Geierhals, entgegenzuwirken und die Nackenmuskeln zu entspannen, empfehle ich dir folgende Übung: Verschränke deine Arme hinter deinem Kopf, wenn möglich, bringst du deine Hände bis nach unten zu deinen Schulterblättern. Wenn nicht, kannst du auch einfach die Hände hinter deinen Kopf legen. Nun drückst du mit deinem Kopf nach hinten gegen deine Hände oder Arme, hältst diese Position fünf Sekunden lang und wiederholst das fünfmal.

SCHULTERENTSPANNUNG

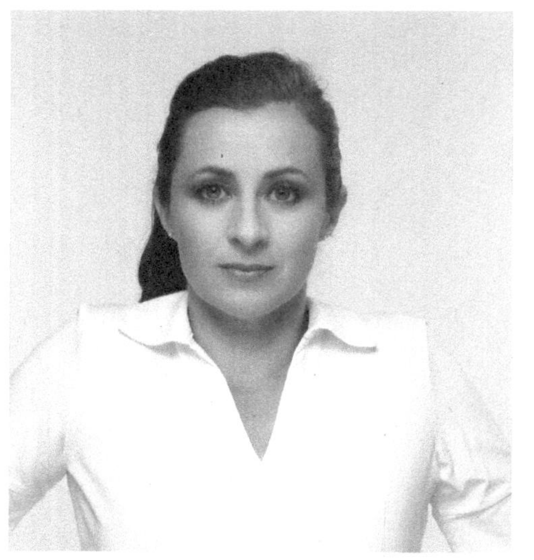

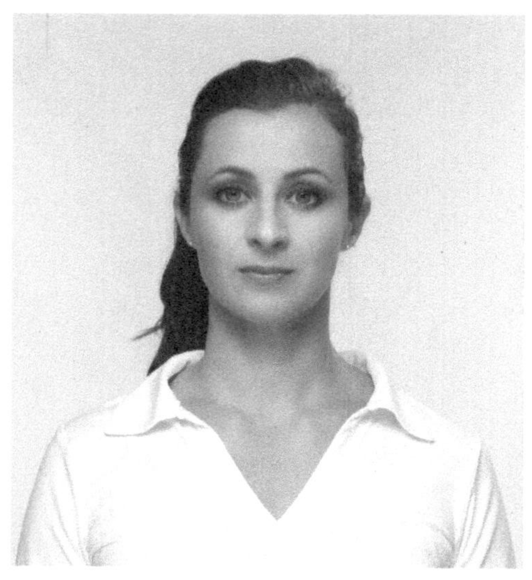

Viele Menschen neigen dazu, vor allem bei Stress, die Schultern hochzuziehen. Diese erhöhte Spannung überträgt sich auf den Kieferbereich. Um die Schultern schnell zu entspannen, ist die folgende Übung sehr gut geeignet.
Hebe beide Schultern in Richtung der Ohren und halte diese Position für fünf Sekunden. Danach lässt du die Schultern fallen. Wiederhole diese Bewegung fünfmal.

Kiefer-, Nacken- und Schulterverspannungen gehen meist einher mit Fehlspannungen in Becken oder Rücken. Meinen Patienten empfehle ich immer, zusätzlich zum Kiefer-Yoga, regelmäßig ein ganzkörperliches Bewegungsprogramm zu praktizieren. Mehr Flexibilität, Stabilität und Koordination wirken sich ausgleichend auf den gesamten Körper, die Gedanken und die Emotionen aus. Die Faszien gewinnen an Elastizität, und Stress wird abgebaut.

Kiefer-Yoga für die Augen

An dieser Stelle möchte ich noch einmal daran erinnern, dass die Augen über ihren Ringmuskel *(Musculus orbicularis oculi)* mit dem Ringmuskel des Mundes *(Musculus orbicularis oris)* in direkter funktioneller Verbindung stehen. Das kannst du spüren, wenn du deine Augen zusammenkneifst und auf die Spannung in deinen Lippen und deinem Kiefer achtest. Spürst du den Zusammenhang? Somit ist es sehr wichtig, auch die Augen zu entspannen. Vor allem dann, wenn du viel Bildschirmarbeit verrichtest oder lange dein Smartphone gebrauchst.

DIE BRILLE

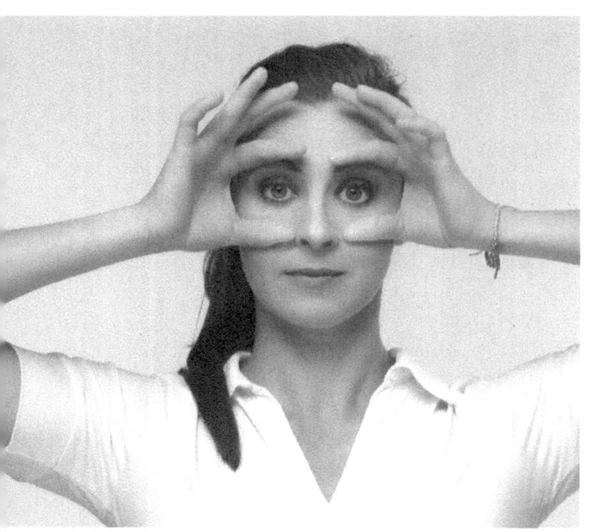

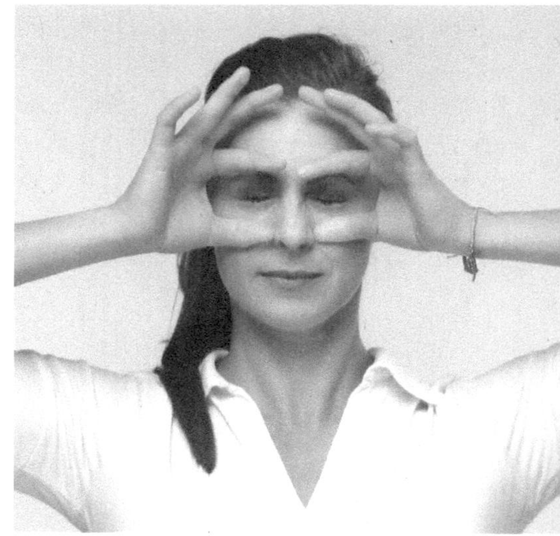

Lege Daumen und Zeigefinger um die Augen (wie eine Brille) und mache die Augen so groß, wie du kannst. Schließe danach die Augen kräftig zehnmal gegen den Widerstand deiner Finger.

Kiefer-Yoga für die Hände

Wie bereits im Kapitel »Das Körper-Kiefer-System« beschrieben, gibt es einen neuronalen Zusammenhang zwischen den Händen und dem Mund-Kiefer-Bereich. Auch nicht abgebaute frühkindliche Reflexe, die über die Hände ausgelöst werden, können zu Spannungserhöhungen im Kieferbereich führen. Deshalb ist es wichtig, die Hände regelmäßig zu entspannen und die Handfunktion weiterzuentwickeln. Wenn du nun deine Hände zu Fäusten ballen magst und in deinen Kiefer spürst, kannst du wahrscheinlich bemerken, dass sich die Spannung der Hände auf deinen Kiefer überträgt. So ist es sinnvoll, vor allem vor, nach und während Tätigkeiten, die du mit deinen Händen ausführst, diese zu lockern. Beispiele dafür sind Handarbeiten, Computerarbeit, Tippen und Wischen auf dem Smartphone oder Autofahren. Die Handübungen kannst du optimal in deinen Alltag integrieren, du brauchst dafür keinen Spiegel und kannst sie in stehender, sitzender oder auch liegender Haltung praktizieren.

FINGERKOORDINATION

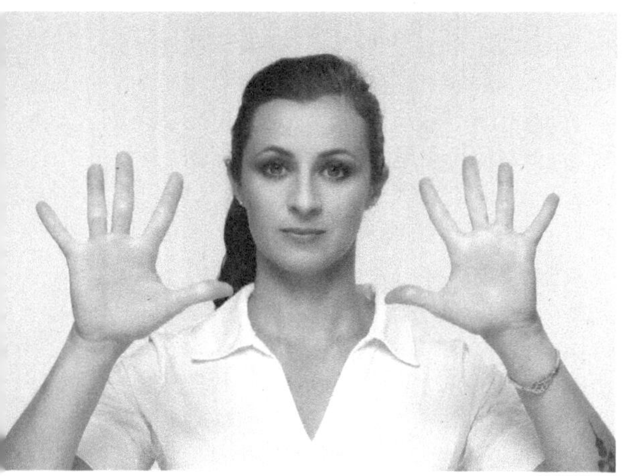

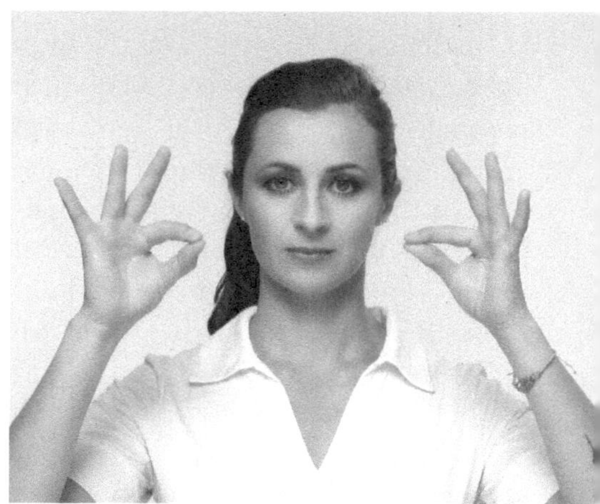

Strecke die Hände und spreize deine Finger, so weit es geht, danach führst du Daumen und Zeigefinger kurz zusammen, strecke die Finger wieder weit auseinander, führe Daumen und Mittelfinger kurz aneinander und strecke dann die Finger wieder. Führe Daumen und Ringfinger kurz zusammen, strecke deine Finger und führe Daumen und kleinen Finger kurz aneinander und strecke erneut. Hier geht es einerseits um die Koordinationsverbesserung und andererseits um die Mobilisierung der einzelnen Finger. Mache fünf Durchgänge pro Hand. Wenn diese Übung gut gelingt, kannst du mit beiden Händen gleichzeitig praktizieren. Hier beginnst du links mit Daumen und Zeigefinger und rechts mit Daumen und kleinem Finger. Diese Übung ist koordinativ herausfordernd, achte dabei auf eine natürliche Ruhehaltung von Zunge, Lippen und Kiefer sowie auf die Nasenatmung *(Zu-Li-Ki-Na)*.

WASSERSPRITZEN

Mache eine feste Faust und öffne dann schnell deine Hände und strecke die Finger, so weit du kannst, auseinander, so als würdest du Wasser mit den Fingern wegspritzen. Achte darauf, dass auch der Daumen in die Dehnung geht. Mache zwanzig schnelle Wiederholungen. Diese Übung entspannt deine Hände sehr gut, beispielsweise in Pausen bei langen Autofahrten oder während der Arbeit am Laptop.

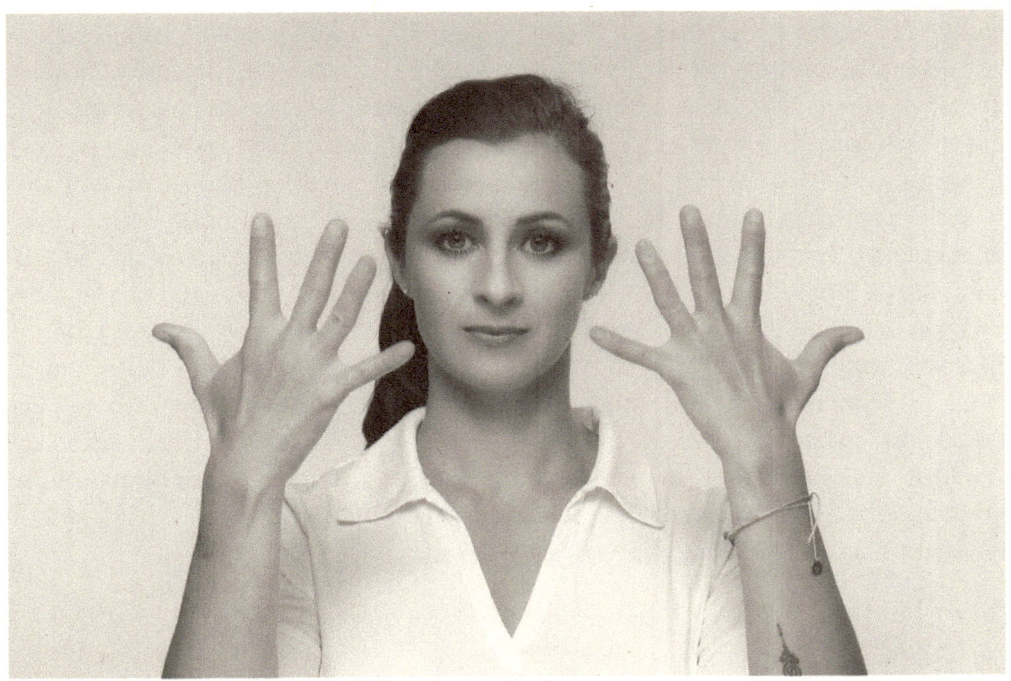

Die Atmung

Die Atmung ist ein großartiges Werkzeug, das meist unterschätzt und dem viel zu wenig Aufmerksamkeit geschenkt wird. Das Atmen läuft unwillkürlich ab und wird daher oft als reine Körperfunktion verstanden. Im Alltag nehmen wir unsere Atmung nur selten wahr. Doch tatsächlich ist die Atmung eine Brücke zwischen Körper und Geist, und so verbinden die Atemübungen Kiefer-Yoga BODY und Kiefer-Yoga MIND. Einerseits bewirken sie körperliche Entspannung und bauen Stress ab, was bei Kiefer-Stress von großer Bedeutung ist. Andererseits öffnet eine bewusste Atmung das Tor zu unserem Unterbewusstsein und unterstützt uns beim Regulieren von Emotionen.

Viele Menschen atmen zu viel, zu schnell und zu oberflächlich. Frage dich bitte, wie du atmest, wenn du Stress hast, und wie sich deine Atmung in Ruhe und Entspannung verändert?

Die Nasenatmung ist die gesunde Art und Weise zu atmen, denn sie reinigt, erwärmt und befeuchtet die Einatemluft, stimuliert den Riechsinn und aktiviert das parasympathische Nervensystem (»Ruhe- und Erholungsnerv«) und damit die Entspannung. Wenn wir durch die Nase atmen, erhöht sich außerdem die Sauerstoffsättigung des Blutes, was die Leistungsfähigkeit und die Konzentration fördert.

Natürlicherweise geht die Atemluft über die Nase bis hinunter ins Becken. Dadurch kommt es zu einer niedrigeren Atemfrequenz und einem kleineren Luftvolumen, das beim Ein- und Ausatmen bewegt wird. Dies sind ebenfalls Merkmale einer gesunden Atmung. Eine gesunde Atmung ist also ruhig, gleichmäßig und enthält Atempausen nach der Ausatmung. Idealerweise tun wir acht bis zwölf Atemzüge pro Minute und bewegen dabei circa fünf Liter Luft pro Minute. Ein ungesundes Atemmuster, wie es beispielsweise Schnarcher haben, ist hörbar und ungleichmäßig. Durch das Atmen durch den Mund erhöhen sich Atemfrequenz und Luftvolumen, das beim Ein- und Ausatmen bewegt wird.[14] Die folgenden Übungen sollen dir dabei helfen, eine gesunde, natürliche Atmung zu entwickeln.

WECHSELATMUNG

Diese Yoga-Übung ist großartig, um die Nasenatmung zu aktivieren. Auch wenn du bereits »Nasenatmer« bist, profitierst du von den zentrierenden Effekten auf deinen Körper sowie von der Harmonisierung beider Gehirnhälften. Das hilft dir, konzentriert, fokussiert und ruhig zu werden.

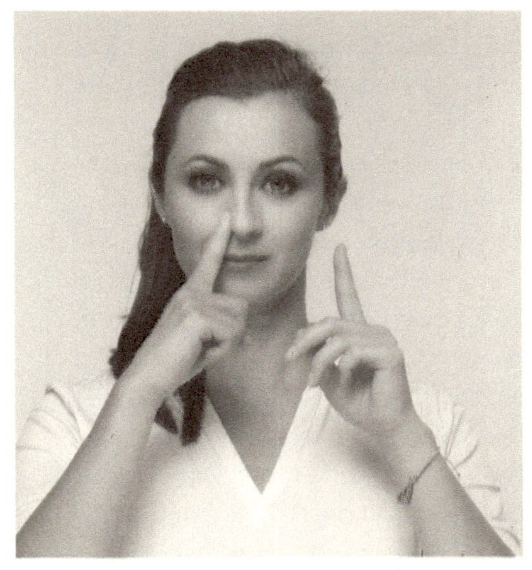

Verschließe mit einem Finger das rechte Nasenloch und atme über das linke Nasenloch ein.

Verschließe mit einem anderen Finger das linke Nasenloch und atme über das rechte Nasenloch aus.

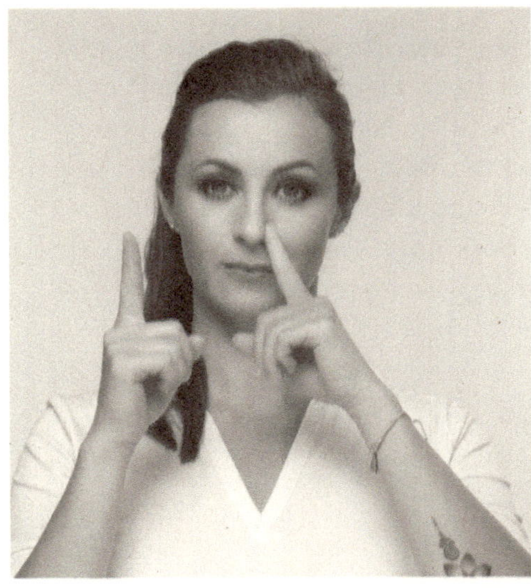

Atme durch das rechte Nasenloch wieder ein, verschließe das rechte und atme über das linke aus. Führe die Wechselatmung zwei Minuten lang durch. Du kannst deine Atmung auf vier, sechs oder später acht Schläge verlängern und intensivieren. Wenn du Probleme dabei hast, durch ein Nasenloch zu atmen, versuche es bitte trotzdem immer wieder mit Pausen dazwischen.

DIE 3-MINUTEN-ATMUNG

Wenn du »Mundatmer« bist, kann es anfangs schwierig oder sogar unangenehm sein, durch die Nase zu atmen. Versuche es trotzdem, du wirst davon profitieren! Wird die Nase als Atemorgan lange Zeit nicht benützt, kann das Gefühl entstehen, nicht ausreichend Luft über die Nase zu bekommen. In diesem Fall stelle dir bitte vor, dass bei jedem Einatmen das Bindegewebe in den Nasengängen etwas gedehnt wird. Bei Mundatmung fehlt der Reiz auf das Gewebe, und die Nasengänge werden tatsächlich etwas enger. Das Positive ist, dass durch das Wiederbenützen der Nase auch das Bindegewebe gedehnt wird und du folglich besser Luft bekommen wirst. Natürlich müssen vorher andere Beeinträchtigungen der Nasenatmung wie beispielsweise Polypen oder eine Nasenscheidewandverkrümmung ausgeschlossen werden.

Stelle dir einen Timer auf drei Minuten. Du beginnst mit drei Atemzügen durch die Nase, dann atmest du dreißig Sekunden durch den Mund. Erhöhe auf fünf Atemzüge durch die Nase und atme wieder dreißig Sekunden durch den Mund. Du steigerst die Atemzüge durch die Nase jeweils um zwei, bis die drei Minuten abgelaufen sind. Am nächsten Tag beginnst du mit der letzten, also höchsten Wiederholungszahl und steigerst dich weiter. Wenn du heute beispielsweise maximal sieben Atemzüge durch die Nase schaffst, beginnst du morgen mit sieben und steigerst dich auf neun, elf oder sogar dreizehn. Du kannst diese Übung im Sitzen und später auch beim Gehen machen. Gib deinem Körper die Zeit, die er benötigt, um sich umzustellen! Du gewinnst nichts, wenn du hier verbissen ein Ziel erreichen möchtest.

ATME DURCH DIE NASE INS BECKEN

Die Art und Weise, wie wir atmen, ist entscheidend für unser Wohlbefinden. Im Alltagsstress atmen wir sehr flach, das Zwerchfell bewegt sich kaum, und die oberen Lungenflügel werden wenig belüftet. Die gesunde, natürliche Atmung könnte man als »durch die Nase bis ins Becken atmen« beschreiben. In Ruhe stimuliert die Nasenatmung eine intensive Zwerchfellbewegung, indem die Nasenwege Widerstand bieten. Durch die Auf-und-ab-Bewegungen des Zwerchfells während der Atmung werden die darunter liegenden Organe massiert und stimuliert, was wiederum das parasympathische Nervensystem aktiviert. Der Atem beruhigt sich und wird langsamer.

Setze dich aufrecht hin und stelle dir vor, dein Becken wäre eine Schale, die du mit Atemluft füllen kannst. Bei der Einatmung fließt die Luft über deine Nase bis hinunter ins Becken, wo sie deinen Beckenboden und den letzten, untersten Teil deiner Wirbelsäule bewegt. Wenn du schlafende Kinder beobachtest, kannst du diese gesunden Atembewegungen beobachten. Beim Ausatmen entweicht die Luft von selbst über die Nase, und Beckenboden und Zwerchfell entspannen sich wieder.

Alle Atemübungen aus dem Kiefer-Yoga kannst du flexibel in deinen Alltag integrieren und gerne mehrmals täglich durchführen. Den größten Effekt haben sie abends vor dem Einschlafen, morgens nach dem Aufstehen und in stressreichen Situationen.

Kiefer-Yoga macht Freude und befreit dein inneres Lächeln, womit wir nun bei der zweiten Säule angekommen sind, dem Kiefer-Yoga MIND.

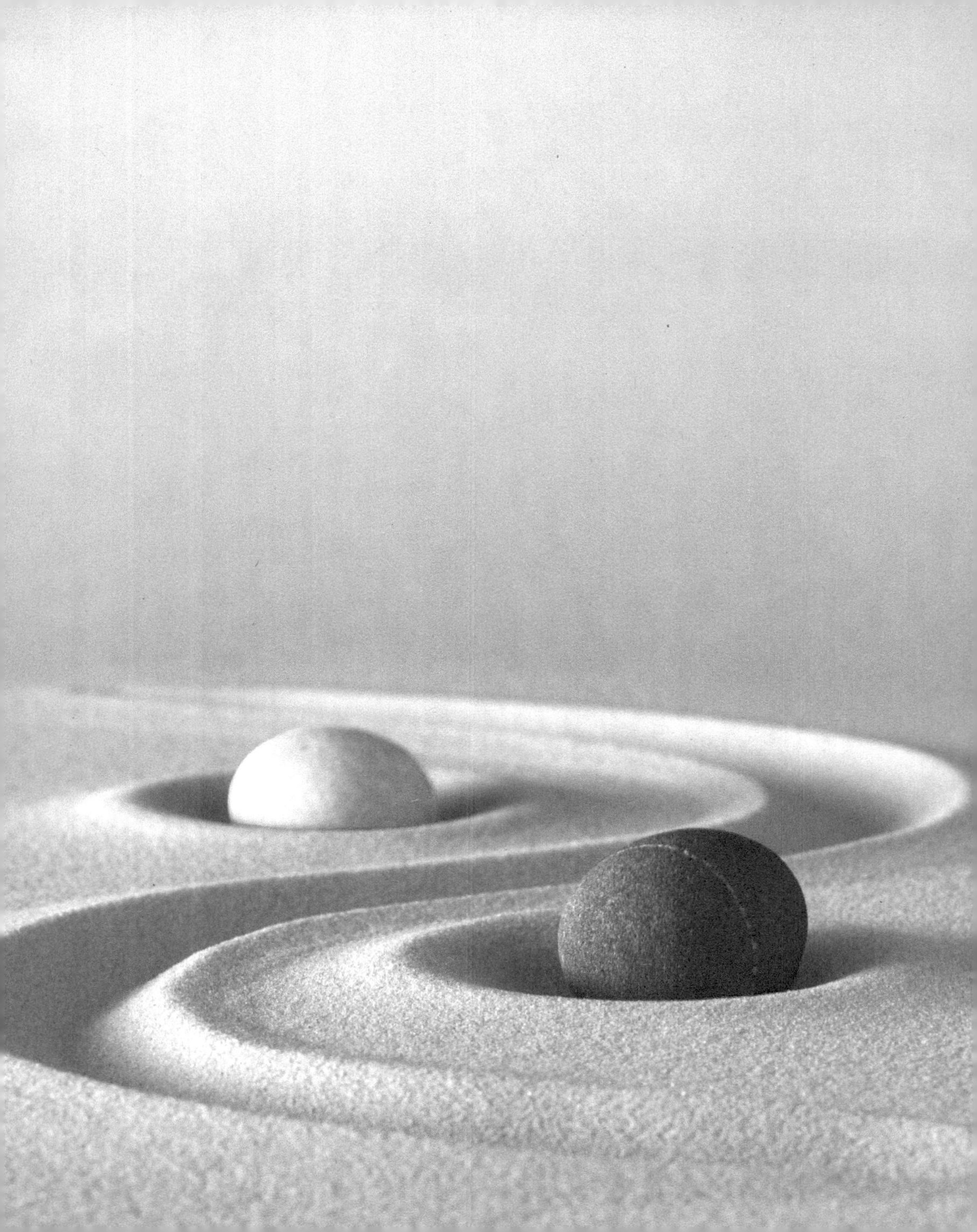

Kiefer-Yoga MIND

Der Kiefer ist *das* Symbol für Selbstbestimmtheit, Selbstausdruck und Kommunikation. Auf feinstofflicher Ebene ist er eng mit dem Hals-Chakra verbunden, welches uns ermöglicht, uns selbst authentisch auszudrücken. Dies wiederum erfordert Mut und kann auch zu Konflikten in unseren Beziehungen zu anderen führen. Wenn wir dazu die innewohnende Kraft unseres Kiefers nutzen, gelingt es uns, zu uns selbst zu stehen und die Wahrheit zu sprechen.

In diesem Kapitel möchte ich auf die Themen eingehen, die Kiefer-Stress verursachen und mentale Vorgehensweisen beschreiben, die der Kiefergesundheit dienen. Kiefer-Yoga MIND ist ein spezielles Mental- und Bewusstseinstraining, das an den Mustern und Konflikten ansetzt, die Kieferproblemen zugrunde liegen. Dadurch können die Ursachen von Kiefer-Stress auf zellulärer und feinstofflicher Ebene einfach behoben und so der ganze Mensch auf Heilung des Kiefers ausgerichtet werden.

Das feinstoffliche Kiefer-System

Nach meinem Verständnis besteht der Mensch aus dem physischen Körper, der Seele und dem Geist. Über die sieben Chakren sind diese Anteile miteinander verbunden und kommunizieren miteinander über das Informationsnetzwerk der Meridiane. Der physische Körper ist die Projektionsfläche der feinstofflichen Ebenen, was bedeutet, dass sich bewusste und unbewusste Gedanken durch den Geist und Gefühle durch die Seele im Körper manifestieren und so Symptome hervorrufen können.

Das feinstoffliche Kiefer-System wird demnach aus unseren Gefühlen und Emotionen, unseren Gedanken und dem Hals-Chakra gebildet. Das Hals-Chakra kannst du dir als drehendes Rad vorstellen, das sich unterhalb des Kehlkopfes befindet. Es ist der Sitz unserer mentalen Kraft und Kommunikationsfähigkeit. Ein ausbalanciertes Hals-Chakra fördert unser Selbstbewusstsein und unseren Selbstausdruck.

Es kann sein, dass du ein anderes Verständnis vom feinstofflichen Körper des Menschen hast, und ich möchte dich we-

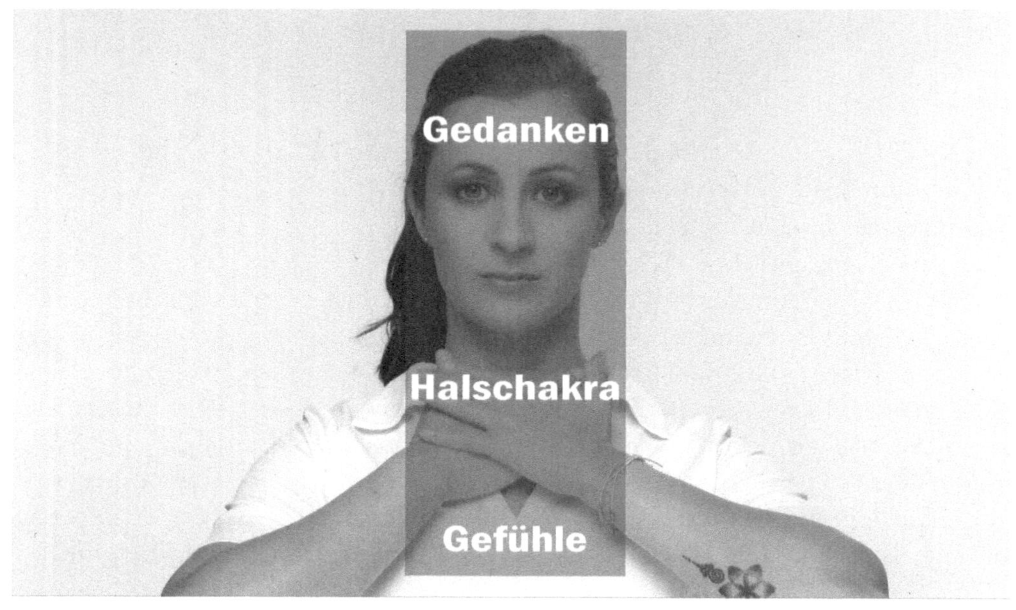

Das feinstoffliche Kiefer-System

der von meiner Darstellung überzeugen, noch möchte ich in Widerstreit mit einer wissenschaftlichen oder religiösen Sicht treten. Mein Anliegen ist allein, dir meine Sicht zu erklären, sodass wir beide eine gemeinsame Kommunikationsbasis haben und uns verstehen können.

Epigenetik und Selbstverantwortung

Die Forschungsergebnisse des Biologen Dr. Bruce Lipton belegen, dass nicht nur die Gene über Gesundheit oder über Krankheit und Gesundheit entscheiden, sondern auch unsere Wahrnehmung der äußeren Umstände. Die Epigenetik belegt sogar die Veränderung der Gene durch Umweltfaktoren. Symptome und negative Emotionen zeigen, dass in der Zellgemeinschaft »Körper« etwas ins Ungleichgewicht gekommen ist. Im Falle von Kiefer-Stress befinden sich die Zellen im Schutzmodus, was zum inneren Sichverschließen führt und Wachstum unmöglich macht. Was bedeutet das?

Der physische Körper besteht aus Zellgemeinschaften, die zusammenarbeiten und einem »Kommando« folgen.

Es ist also nicht möglich, dass sich der Kiefer im Schutzmodus befindet und der restliche Körper im Wachstumsmodus. Die Verantwortung dafür, hier die Balance wiederherzustellen, liegt bei uns selbst. Sobald wir Stress empfinden, verändern sich die Zellen und gehen in den Schutzmodus – sie verschließen sich. Empfinden wir eine Situation hingegen als positiv, passieren Öffnung und Wachstum auf Zellebene. Wir bewerten ganz unbewusst, basierend auf den Erfahrungen aus der Vergangenheit, vor allem der ersten sechs Lebensjahre. Du erinnerst dich, bei Kiefer-Stress reagiert der gesamte Körper mit der Ausschüttung von Stresshormonen, um der drohenden Gefahr zu entkommen. Und gleichzeitig reagiert der Kiefer zum Schutz mit Anspannung, wenn der Stresslevel im Körper steigt. Der Spannungsgrad des Kiefers wirkt sich so auf den gesamten Menschen aus. Ist der Kiefer verspannt, ist es nicht oder nur unter sehr hohem Aufwand möglich, den Menschen auf allen Ebenen in Balance zu bringen. Wachstum bedeutet Heilung und Wiederherstellung unseres gesamten Körpers. Dies fördern wir, indem wir unseren Kiefer mit Kiefer-Yoga wieder in den Wachstumsmodus bringen und über den Kiefer den ganzen Körper regulieren.

Mithilfe von Kiefer-Yoga MIND können Muster und Gewohnheiten, die Stress erzeugen und schädlich für den Kiefer sind, über die Gedanken- und Gefühlsebene integriert werden, und der Mensch kann dadurch vom Schutzmodus ins Wachstum kommen. Der einzige Schutz, den wir brauchen, besteht darin, uns unserer selbst bewusst zu sein. Wir müssen täglich ein Stück wachsen, weil wir jeden Tag Millionen von Zellen verlieren. Wer bestrebt ist, sich oft zu schützen, kann nicht wachsen! Der Mensch strebt im Leben danach, wieder ganz zu werden, alle Persönlichkeitsanteile zu integrieren und so sein volles Potenzial zu entwickeln. Unser Kiefer hilft uns dabei! Durch den Schmerz im Kiefer entwickeln wir den Antrieb, etwas zu verändern, genau hinzusehen. Kieferproblemen können wir zunächst auf rein körperlicher Ebene begegnen. Es sind allerdings schon lange Zeit vorher schädliche Muster in Form von Gedanken und Gefühlen vorhanden, die sich im Körper manifestieren, um endlich erkannt und gelöst zu werden. Selbstverantwortung bedeutet, nicht länger Opfer seiner Gene, der Umstände oder der Vergangenheit zu sein, sondern auf die Signale seines Körpers bewusst zu hören und sich so zu verhalten, wie es für einen selbst richtig und authentisch ist. Alles dient uns im Leben – unser Körper, unsere Gedanken und unsere Gefühle!

Druck und Stress

Von Grund auf ist jeder Mensch ein glückliches und begeistertes Wesen. Mutig, neugierig, bereit, Neues zu lernen und selbstwirksam dem nachzugehen, was ihm entspricht und somit auch Freude bereitet. Die Realität sieht leider meist ganz anders aus. Wir lernen schon früh in unserem Leben, dass es wichtig ist, uns anzupassen. So versuchen wir bereits als kleine Kinder, unseren Eltern zu gefallen, und tun alles dafür, um Aufmerksamkeit und Anerkennung zu erhalten. Hinter dieser Aufmerksamkeit und Anerkennung verbirgt sich der Drang danach, bedingungslos geliebt zu werden. Doch in Wahrheit ist diese Liebe sehr oft an Bedingungen geknüpft.

Der Alltag ist bei vielen von uns fremdbestimmt. Wir arrangieren uns mit »vernünftigen« Gegebenheiten, die uns scheinbar Sicherheit geben. Dieses Sicherheitsbestreben hat aber auch eine Kehrseite, wir zahlen einen Preis für die Komfortzone, in der wir leben möchten. Dieser Preis ist ein Teil unserer Selbstbestimmung. Die daraus entstandene Fremdbestimmung erzeugt Druck und in uns das Gefühl, uns »durchbeißen« zu müssen.

Druck und Stress nehmen in der westlichen Gesellschaft stetig zu, und gleichzeitig erhöht sich auch die Zahl derer, die an Kieferproblemen leiden. Ich selbst konnte immer spüren, dass sich meine Kieferverspannungen verschlechterten, wenn ich mich gestresst fühlte. Wenn wir glauben, einer Herausforderung nicht gewachsen zu sein, wenn uns scheinbar die Fähigkeiten fehlen, ein Problem zu lösen, oder keine Ressourcen vorhanden sind, um mit bestimmten Situationen umgehen zu können, reagiert der Körper mit der *Kampf-Flucht-Totstell-Reaktion* – also Stress. Das ist aus biologischer Sicht sehr sinnvoll, da die Stresshormone alle Ressourcen aktivieren, die wir besitzen, um zu überleben. Denke an das Beispiel vom Höhlenmenschen, das ich anfangs gebracht habe. Das Problem für uns ist jedoch, dass sich Stress auf den Kiefer auswirkt und Kiefer-Stress erzeugt.

Es ist essenziell zu verstehen, dass Stress etwas Subjektives ist, was aus unserer Bewertung entsteht. Bewerten wir einen Umstand positiv, eine Herausforderung als gut zu bewältigen oder ein Problem als lösbar, fühlen wir uns nicht unter Druck gesetzt oder gestresst. Wir erfahren eine anregende Aktivierung unserer Ressourcen und denken: »Ich will das schaffen!« Hingegen erzeugen negative Bewertungen einer Situation Widerstand, das Gefühl von Hilflosigkeit und Fremdbestimmung. Es bleibt uns scheinbar keine andere Wahl, als uns »durchzubeißen«. Den Unterschied macht die innere Haltung und folglich die Bewertung, die wie ein Filter funktioniert. Vielleicht kennst du das Gefühl des Verliebtseins. Wenn du den Filter der rosaroten Brille trägst, siehst du viele Dinge anders, Herausforderungen erscheinen leichter zu bewältigen, und Probleme haben weniger Gewicht. Die Probleme und Herausforderungen haben sich nicht geändert, was sich verändert hat, ist deine Sicht, deine Bewertung.

Stress empfinden wir also immer dann, wenn uns das Problem oder die Situation größer erscheint als wir selbst. Deswegen ergibt es so viel Sinn, an der eigenen Entwicklung zu arbeiten, denn indem wir neue Fähigkeiten entwickeln, können wir besser mit diesen Situationen umgehen.

Möglicherweise hast du nun den Einwand, dass es einfach bestimmte Dinge im Leben gibt, die uns überfordern, denen wir nicht gewachsen sind oder für deren Bewältigung uns schlichtweg die Fähigkeiten fehlen. Ich meine, das Leben stellt uns immer genau die Aufgaben, die wir auch lösen und an denen wir wachsen können. Manchmal ist der Weg nicht offensichtlich, weil wir ihn vorher noch nie gegangen sind. Wenn du dich an schwierige Zeiten erinnerst, hattest du vielleicht vorher das Gefühl, es nicht schaffen zu können. Doch dann hast du dich entschieden, du bist vom Widerstand in eine zustimmende innere Haltung gewechselt, und plötzlich hat sich alles gefügt, sodass du stärker, selbstbewusster und an Erkenntnissen reicher aus dieser Zeit hervorgegangen bist. Es ist das zustimmende »Ja!« zum Leben, so wie es ist, welches unser Potenzial aktiviert! Die Entscheidung liegt bei uns, mit dem Leben zu gehen oder die Zähne aufeinanderzubeißen und gegen das Leben anzukämpfen. Dieser Kampf wird dann mit großer Wahrscheinlichkeit im Kiefer spürbar sein!

Ich möchte dir dazu meine eigene Erfahrung schildern. Als mein Mann schwer erkrankte, durfte ich ihn durch Schmerz und Angst begleiten. Ich fühlte mich hilflos und verzweifelt angesichts der ausweglosen Situation und war viele Wochen am Ende meiner Kräfte. Diese Zeit war die schwierigste in meinem bisherigen Leben, und hättest du mich vorher gefragt, ob ich diesen Weg gehen könnte, hätte ich mit einem klaren Nein geantwortet. Glücklicherweise arbeite ich schon einige Jahre mit meinen Gefühlen, Emotionen, Ängsten und dem Umgang mit Schmerz. Ich habe gelernt, mit sehr schmerzlichen Dingen auf gesunde Art und Weise umzugehen, und so konnte ich irgendwann Ja zu diesem Weg sagen, ohne ständig das Gefühl zu haben, mich »durchbeißen« zu müssen. Wie du weißt, hatte ich vor vielen Jahren große Kieferprobleme, und ich dachte oft daran, ob sie sich unter diesem Druck wieder zeigen würden. Doch mein Kiefer blieb gesund, und ich hatte keine Schmerzen, keine Kaumuskelverspannungen, kein Zähneknirschen und auch keine Kiefersperren. Warum erzähle ich dir das? Ich bin der Beweis dafür, dass Kieferprobleme aus eigener Kraft heilbar sind und selbst Krisen und stark belastende Zeiten mit einem gesunden Kiefer durchlebt werden können. Ich möchte dir Mut machen, denn du kannst das auch!

Stress-Trigger

Durch gedankliche Bewertungen einer Situation oder eines Umstandes entsteht entweder das Gefühl der Überforderung oder eine Aktivierung im Sinne von »Ich schaffe das!«. Diese Bewertung entzieht sich meist unserem Bewusstsein, weshalb wir unbewusst auf bestimmte Reize – sogenannte *Stress-Trigger* – reagieren. Das Unterbewusstsein vergleicht den Reiz mit den Erfahrungen aus der Vergangenheit und bewertet diesen Reiz demnach als »gefährlich« oder »harmlos«.

Jeder Mensch hat nur eine Handvoll dieser Stress-Trigger, die sich immer als »Druck« bemerkbar machen. Druck, egal, ob von außen oder von uns selbst erzeugt, lässt in uns das Gefühl entstehen, uns durchbeißen zu müssen. Was genau ist dieser Druck? Es kann Erwartungsdruck sein, Zeitdruck, Bemühungen, Leistungsdruck oder der Druck, funktionieren zu müssen. Diese Prägungen entstehen sehr früh in unserem Leben und haben großen Einfluss auf das Erwachsenenleben, weil sie an Gedanken und Gefühle gekoppelt sind.

KIEFER-CHECK: Stelle dir jetzt eine Situation vor, in der du großen Druck verspürt hast. Kannst du das irgendwo in deinem Körper spüren? In deinem Bauch, deinem Hals oder vielleicht in deinem Kiefer? Und wahrscheinlich hast du in diesen Situationen immer ähnliche Gedanken, die meist beginnen mit »Ich muss …« oder »Ich muss noch schnell …« oder »Eigentlich sollte ich …«. Bitte notiere deine Erkenntnisse.

Als Beispiel nehmen wir das Warten an der Kasse. Manche der wartenden Menschen sind gelassen, andere ungeduldig oder fühlen sich gestresst. Wäre Stress objektiv, müssten sich alle wartenden Menschen gleichermaßen gestresst fühlen. Dem ist aber nicht so! Der Unterschied liegt in der Bewertung: Der eine atmet durch und gönnt sich beim Warten eine Pause, ein anderer möchte schnell an der Reihe sein, weil der nächste Termin naht, und der Dritte befürchtet, die Ware am Ende nicht mehr zu bekommen, weil sie vielleicht schon ausverkauft sein könnte. Wie du siehst, kann ein und dieselbe Situation auf unterschiedliche Art und Weise bewertet werden. Auf der Basis solcher Bewertungen entwickeln sich dann die Emotionen und daraus weitere Gedanken. Ein Mensch unter Zeitdruck fühlt sich vielleicht hilflos angesichts der langen Wartezeit, woraufhin bei ihm Gedanken und Emotionen des Ärgers oder der Wut aufkommen können. Ein anderer fühlt sich in seiner Freiheit eingeschränkt und hat den Eindruck, nicht entscheiden zu können, welche Ware er kaufen möchte. Dieser Mensch könnte denken, er wäre Opfer seiner Umstände. In beiden Fällen ist die Selbstbestimmtheit eingeschränkt, und das erzeugt Druck.

Je mehr Bewusstsein besteht, desto selbstbestimmter kann ein Mensch auf äußere Reize reagieren. Wenn du beispielsweise weißt, dass »unvermeidbares Warten« einer deiner Stress-Trigger ist, kannst du selbst entscheiden, wie du darauf reagieren möchtest. Beispielsweise könntest du dein Zeitmanagement verändern oder bewusst Prioritäten setzen. Ist es dir wichtiger, pünktlich den nächsten Termin einzuhalten oder die Waren in deinem Einkaufswagen mitzunehmen? In jedem Fall ist es deine Entscheidung, und du trägst dafür die Verantwortung! Wenn du deine Stress-Trigger als Lernfeld und Entwicklungsmöglichkeit sehen kannst, wirst du merken, dass du bald zu den Menschen gehörst, die beim Warten an der Kasse durchatmen, beobachten und sich eine Pause gönnen. Das hat nichts mit positivem Denken zu tun! Hier geht es darum, sich selbst kennenzulernen, mit allem, was sich im Inneren und Äußeren zeigt. Positives Denken führt hingegen zum Verleugnen der »als negativ bewerteten« Gedanken und Gefühle und erzeugt noch mehr Druck im Inneren.

Dauerstress

Die körperliche Stressreaktion ist an sich nichts Negatives oder Ungesundes. Das Problem beginnt, wenn wir Dauerstress erfahren, denn dann läuft unser Körper ständig mit »Vollgas« und gibt alles, was er hat. Irgendwann sind die Kraftreserven erschöpft, und wir geraten in ein Energiedefizit, was sich folglich in körperlichen oder psychischen Symptomen zeigen kann. Wer also im Alltag immer gestresst ist, hat keine Ressourcen, um größere Herausforderungen, die ihm das Leben stellt, zu bewältigen. Ein weiteres Problem von Dauerstress ist der Gewöhnungseffekt. Der Körper gewöhnt sich an den hohen Stresslevel und erhöht deshalb die Cortisolproduktion auch in stressfreien Zeiten! Deshalb ist es so wichtig, den Stresslevel jeden Tag bewusst zu senken. Ich werde dir einige Möglichkeiten aufzeigen, wie du das machen kannst.

Zusammengefasst, steigert kurzzeitiger Stress die Leistung, während lang anhaltender, chronischer Stress die Ressourcen erschöpft und krank macht. Durch die Stressreaktion werden die Selbstregenerationskräfte des Körpers außer Kraft gesetzt, weil er sich ständig in Alarmbereitschaft befindet. So hat unser Körper bald keine Ressourcen mehr, um den Alltag zu bewältigen, und wir fühlen uns erschöpft und hilflos im Stressrad aus aufreibenden Verpflichtungen und lähmender Routine gefangen. Das Problem ist, dass uns dieser Dauerstress meistens gar nicht bewusst ist. Wir haben uns an den täglichen Stresslevel so gewöhnt, dass wir ihn gar nicht mehr wahrnehmen.

KIEFER-CHECK: Hand aufs Herz: Wie »gestresst« bist du in deinem Alltag? Bewerte intuitiv deinen durchschnittlichen Stresslevel auf einer Skala von null bis zehn, wobei null »kein Stress« bedeutet und zehn der »maximal vorstellbare Stress« ist. Wenn du die Fünf oder eine höhere Zahl angegeben hast, empfehle ich dir, bewusst deinen Stresslevel zu senken. Dein Kiefer wird es dir danken und auch deine Mitmenschen, denn bei Stress verringern sich Denkfähigkeit, Empathie und die Wahrnehmung der Bedürfnisse anderer Menschen. Für ein erfülltes Leben brauchst du keinen Dauerstress!

Der Kiefer als wertvoller Stress-Sensor

Der Kiefer ist der sensibelste Stress-Sensor unseres Körpers. Das bedeutet, er reagiert auf Stress sofort mit Anspannung.

Babys zeigen dieses Verhalten bereits sehr früh. Die Mutter will das Baby mit Brei füttern, woraufhin das Kind den Mund fest verschließt und zusätzlich den Löffel mit der Zunge wegschiebt. Diese Abwehrreaktion erfolgt instinktiv, wenn das Baby keine Lust auf den angebotenen Brei hat oder einfach keinen Hunger verspürt. Ein Baby hat noch kein logisches Denken entwickelt und überlegt nicht, ob der Brei aufgrund seiner Nährstoffe vielleicht doch gesund für es wäre und es deshalb den Brei einfach essen sollte, obwohl es ihn nicht mag. Babys und kleine Kinder denken noch nicht vernünftig, sie imitieren das Verhalten ihrer Bezugspersonen und sind von ihren Bedürfnissen, Gefühlen und Emotionen geleitet. Ihnen Nahrung mit Gewalt oder unter Ablenkung in den Mund zu schieben, wäre der erste Schritt, um ihnen zu zeigen, dass sie sich selbst nicht vertrauen können. Das Verhalten der Eltern und Bezugspersonen ist für kleine Kinder immer richtig und wird nicht infrage gestellt. Im vorangegangenen Beispiel lautet die Botschaft also: »Wie du fühlst und was du möchtest, nämlich den Brei ausspucken, ist falsch, denn Mama meint, du solltest den Brei mögen.« Durch die Diskrepanz zwischen den eigenen Empfindungen und dem gegenteiligen Verhalten der Mutter entstehen innere Spannungen. Im Erwachsenenalter gibt es ähnliche Spannungen, die sich im Kiefer zeigen. Nur – anders als die Kinder – haben wir dann die Möglichkeit, bewusst auf dieses Signal zu achten und wahrzunehmen, was uns gerade Druck und Stress macht. Damit erlangen wir ein großes Stück Selbstbestimmtheit in unserem Leben zurück!

Menschen mit Kieferproblemen befinden sich meist in einer »Stress-Kiefer-Stress-Endlosschleife« und sind sich dessen gar nicht bewusst. Wie ich bereits dargestellt habe, erzeugt Stress im Rahmen dieser sich selbst aufrechterhaltenden Endlosschleife eine Spannungserhöhung im Kiefer. Ein angespannter Kiefer alarmiert den Körper über eine drohende Gefahr, worauf vermehrt Stresshormone ausgeschüttet werden. Die erhöhte Stresshormonkonzentration im Körper erzeugt wiederum Kiefer-Stress. Doch es ist möglich, aus dieser Abwärtsspirale auszusteigen: einerseits durch die bewusste, tägliche Reduktion des Stresslevels und andererseits durch die bewusste, tägliche Entspannung des Kiefers. Weniger Stress entspannt den Kiefer, und ein entspannter Kiefer reduziert das Stressempfinden. So einfach ist das!

Und damit sind wir auch schon bei einem Lösungsansatz, den ich Menschen empfehle, die Dauerstress erfahren und sich im Alltag oft durchbeißen müssen. Wenn der Druck zu groß wird, verwenden wir unbewusst sogenannte *Coping-Strategien*, um Stress abzubauen. Das können Ablenkungen sein oder verschiedenste Bewegungen wie Gähnen, Zähneknirschen, Zähnepressen, Zittern, mit einem Bein wippen, Nägelkauen oder sogar (Davon-)Laufen.

Mein erster Tipp bei Stress: Gähnen mit offenem Mund! Gähnen bringt einen Spannungsausgleich im gesamten Körper und vor allem in der Kiefermuskulatur. Also bitte das Gähnen niemals mit geschlossenem Mund unterdrücken!

Durch Entspannungstechniken wie die Kiefer-Meditation oder Atemübungen können wir bewusst auf das parasympathische Nervensystem einwirken. Dieser Teil des Nervensystems ist dafür verantwortlich, den Körper von der Stressreaktion wieder in den normalen, entspannten Zustand zu bringen. Und hier besteht ein großartiger Vorteil, wenn wir Kiefer-Yoga praktizieren: Wenn sich die Zunge in der richtigen Ruheposition am Gaumen befindet, aktivieren wir ebenfalls den Parasympathikus über den *Vagusnerv*, dessen Nervenfasern sich auch im Gaumen befinden und durch den Zungendruck stimuliert werden.

Um Stress schnell abzubauen, empfehle ich meinen Patienten zusätzlich zum Kiefer-Yoga ein ganzkörperliches Bewegungsprogramm, das die Faszien entspannt, Blockaden löst und mehr Flexibilität und Kraft bringt. Viele Übungen aus dem traditionellen Yoga haben diesen Effekt. Auch die folgende Atemübung kann helfen.

ATEMÜBUNG ZUM REDUZIEREN VON STRESS

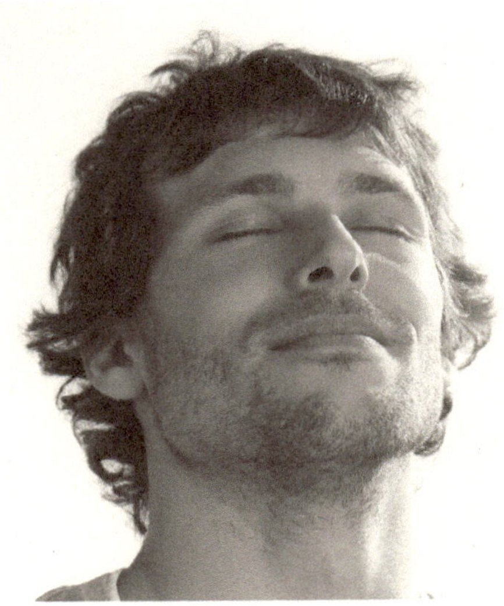

Eine ruhige Atmung ist die Grundlage für Entspannung und Zentrierung und damit eine schnelle und effektive Möglichkeit, Stress im Alltag abzubauen.

Setze dich aufrecht hin und atme ein paar Atemzüge ruhig durch die Nase. Nun stelle dir vor, dein Becken wäre eine große Schale, die du bei jeder Einatmung mit Luft füllst. Spüre deinen Beckenboden und bemerke die kleinen Bewegungen, die er im Atemrhythmus macht: Ausdehnung bei der Einatmung, Entspannung bei der Ausatmung. Du atmest durch die Nase in dein Becken.

Versuche, beim Einatmen bis vier zu zählen, halte dann den Atem an und zähle bis vier, bevor du auf sechs Schläge wieder ausatmest. Die Ausatmung ist etwas länger als die Einatmung, das bringt Körper und Geist zur Ruhe. Sobald dein Atem ruhig ist und du dich entspannt fühlst, kannst du die nächste Übung durchführen.

Das Stress-Trigger-Tagebuch

Das Stress-Trigger-Tagebuch ist ein effektives Werkzeug zum Erkennen der eigenen Stress-Trigger. Je mehr Stress-Trigger uns bewusst sind, desto weniger reagieren wir »gestresst« auf bestimmte Situationen, und umso mehr Selbstbestimmtheit, Leichtigkeit und Freude bringen wir in unser Leben. Damit reduzieren wir effektiv Kiefer-Stress!

Führe an den kommenden einundzwanzig Tagen ein Stress-Trigger-Tagebuch. Forschungen haben ergeben, dass das Gehirn mindestens drei Wochen braucht, um sich neu zu strukturieren und damit neue Gewohnheiten zu erlernen. Erinnere dich einmal täglich an alle Situationen, die dir Druck gemacht oder dich »gestresst« haben. Beantworte bitte für jede dieser Situationen folgende Fragen:

- Was habe ich gedacht? (zum Beispiel: »Der hat unrecht!«)
- Was habe ich körperlich gespürt? (zum Beispiel: Hitze im Bauch)
- Was habe ich gefühlt? (zum Beispiel: Wut)

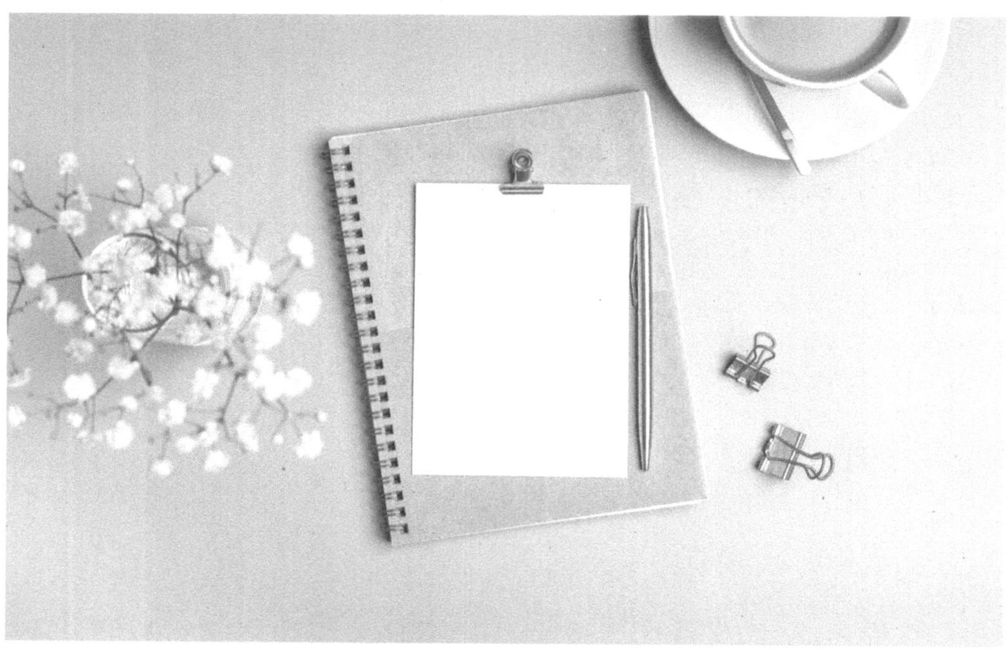

Nach diesen einundzwanzig Tagen beginnt die Detektivarbeit: Sieh dir alle Stress-Trigger genau an und finde Gemeinsamkeiten, fasse die einzelnen Trigger in Themenbereiche zusammen. Wichtig ist, zu berücksichtigen, dass *nicht* die Situation selbst der Stress-Trigger ist, sondern dein Gedanke über die Situation! Wenn du beispielsweise denkst: »Der hat unrecht!«, fühlst du dich wütend und spürst das als Hitze im Bauch, ganz unabhängig von der jeweiligen Situation. Sobald du dir dies klargemacht hast, kannst du überlegen, wie du in einer entsprechenden Situation das nächste Mal reagieren könntest. Wurdest du bisher von deinen Emotionen überrumpelt und hast dich sofort gerechtfertigt, könntest du beim nächsten Mal den Stress-Trigger erkennen und bewusst deine Reaktion steuern. Du könntest zum Beispiel die Kritik als eine andere Meinung ansehen, aus der du vielleicht sogar einen Nutzen für dich selbst ziehen könntest.

Je mehr Stress-Trigger uns bewusst sind, desto aktiver können wir mit ihnen umgehen. Anstatt nur zu reagieren, können wir bewusst entscheiden und handeln! Mit der Zeit gelingt es, die Stress-Trigger im Alltag zu beobachten und nicht mehr voll in die gewohnte Reaktion einzusteigen. Dadurch bekommen die unbewussten Reaktionen weniger Energie und Aufmerksamkeit und werden abgeschwächt. Je weniger Dinge uns »antriggern«, desto geringer ist unser Stresslevel!

Mentale Einstellung bei Stress

Mit der richtigen mentalen Einstellung kannst du Dauerstress im Alltag auflösen. Die folgenden Beispiele sollen keine Affirmationen sein, die auf einem Zettel am Badezimmerspiegel hängen. Vielmehr sind es Impulse, die du beispielsweise in einer abendlichen Kiefer-Meditation für dich selbst nutzen kannst. Wichtig ist, dass die Aussagen für dich stimmig sind. Überprüfe das bitte, bevor du sie anwendest.

- Ich vereinfache mein Leben und mache Platz für Dinge, die mir wichtig sind. Dadurch reduziere ich Druck, und es entsteht in mir das Gefühl von Selbstbestimmtheit und Freiheit.
- Ich finde den Wert für mich selbst in dem, was ich tue! Dadurch komme ich von der Idee »Ich muss!« zu der Entscheidung »Ich will!«.
- Ich achte auf meine Kommunikation und Selbstgespräche und ersetze auch hier alle »Ich muss …« oder »Ich sollte …« durch ein kraftvolles »Ich will …!«.

- Ich nehme mir täglich mehrere kurze Auszeiten vom Alltag und von den Bedürfnissen der anderen und gönne mir und meinem Kiefer eine Pause.
- Ich entscheide mich, Probleme als Herausforderungen zu sehen, an denen ich wachsen kann.

Eine Änderung in unserer mentalen Einstellung oder inneren Haltung ermöglicht es uns, in Stresssituationen gelassener zu bleiben und uns seltener durchbeißen zu müssen.

Achtsamkeit für den Kiefer

Der moderne Alltag enthält viele Ablenkungen. Medien, Smartphones, Mode und Trends, kollektive Krisen, Geld und alltägliche Pflichten bringen den Fokus schnell zu den äußeren Umständen. Wenn das Leben im »Routinemodus« läuft, fällt es schwer, sich selbst und den eigenen Körper wahrzunehmen. Die Gedanken gehen in die Vergangenheit oder in die Zukunft und bringen so die Aufmerksamkeit weg vom jetzigen Moment. Doch genau diese Präsenz wäre notwendig, um den Kiefer wahrzunehmen und bestehende Spannungen auszugleichen. Erst wenn wir erkennen, wie unser derzeitiger Zustand ist, können wir etwas verändern. In diesem Kapitel möchte ich dir eine Möglichkeit zeigen, wie du mehr Achtsamkeit im Alltag für deinen Kiefer gewinnst.

DIE 3×3-ACHTSAMKEITSÜBUNG

Diese Übung ist einfach, aber sehr effektiv und hat sich in meiner therapeutischen Arbeit äußerst bewährt. Überlege dir drei Tätigkeiten, die du jeden Tag ohnehin ausführst. Die einzige Voraussetzung ist, dass du dafür deinen Mund nicht brauchst, Essen, Trinken und Sprechen sind nicht möglich. Nehmen wir an, du nimmst die tägliche Dusche, das Beantworten deiner Emails und das abendliche Geschirrspülen. Jedes Mal, wenn du eine dieser Tätigkeiten beginnst, nimmst du wahr, wie sich dein Kiefer gerade anfühlt. Ist er entspannt oder unter Spannung? Vielleicht ist er sogar zu einer Seite oder nach vorne ver-schoben? Bewegst du deinen Kiefer synchron mit den Handbewegungen mit, die du gerade ausführst? Beißt du deine Zähne aufeinander oder ist da ein Spalt zwischen deiner oberen und unteren Zahnreihe? Notiere deine Beobachtungen wie in einem Tagebuch. Der nächste Schritt ist, dir deiner Gefühle und Gedanken bewusst zu werden. Was fühlst du? Wo im Körper kannst du dieses Gefühl spüren? Und was denkst du in diesem Moment? Grübelst du über ein Problem oder machst dir Sorgen über die Zukunft? Du beobachtest also dreimal täglich drei Dinge (3 × 3): Deinen Kiefer, deine Gedanken und deine Gefühle. Schreibe auch diese Erkenntnisse nieder. Mache das für mindestens eine Woche. Nach dieser Woche nimmst du deine Aufzeichnungen und versuchst Verbindungen herzustellen zwischen dem, wie sich dein Kiefer anfühlt und deiner Gefühls- und Gedankenwelt

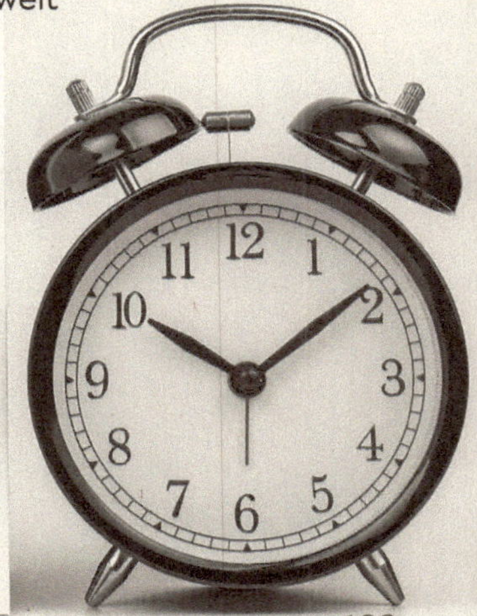

Achtsames Essen

Eine der Hauptaufgaben deines Kiefers ist die Nahrungsaufnahme. Um mehr Achtsamkeit und Bewusstsein für deinen Kiefer zu erlangen, beobachte bitte deinen Kiefer, wenn du etwas isst.

Kaust du auf beiden Seiten, oder bevorzugst du eine Seite? Um ein Gleichgewicht im Kiefer-System herzustellen, ist es äußerst wichtig, auf beiden Seiten zu kauen. Wenn du bemerkst, dass du eine Seite bevorzugst, beginne das Kauen eines Bissens bewusst jedes Mal auf der anderen Seite, die du sonst nicht benutzt. Manchmal kommt es vor, dass eine Seite geschont wird, weil beispielsweise ein Zahneingriff stattfand und das Kauen danach auf dieser Seite schmerzhaft war. Dies kann schnell zur Gewohnheit werden.

Kaust oder beißt du dein Essen? Beim gesunden Kauen ist die Bewegung des Unterkiefers ausschlaggebend. Diese sollte in Form einer *liegenden Acht* ablaufen. Beißbewegungen werden mit offenen Lippen nur in der Senkrechten ausgeführt, so wie es kleine Kinder tun, die gerade lernen, feste Nahrung zu

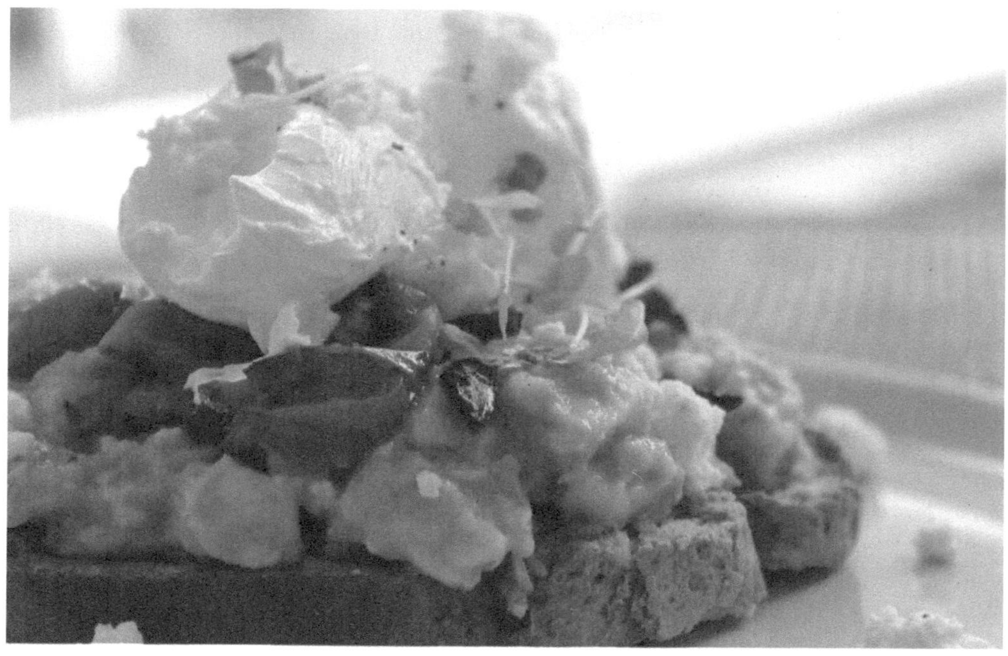

kauen. Beim gesunden Kauen schiebt die Zunge den Bissen von der einen zur anderen Seite, und die Lippen bleiben stets geschlossen.

Isst du vorwiegend harte oder weiche Nahrung? Bei Kieferschmerzen werden oft harte Nahrungsmittel vermieden. Aus meiner Erfahrung ist es allerdings sehr wichtig, moderat harte Konsistenzen zu essen, denn das ist die Aufgabe des Kiefers! Es müssen ja nicht gleich harte Brotrinden oder Nüsse sein. Beginne mit härterem Gemüse oder Obst, wo du das Zusammenspiel deiner Kiefermuskeln trainieren und beobachten kannst.

Vertraust du deinem Kiefer? Bei Schmerzen und Knackgeräuschen im Kiefer verlieren wir leicht das Vertrauen in die Kraft des Kiefers und dessen Fähigkeit zu kauen. In kleinen Schritten kannst du das Vertrauen in deinen Kiefer wieder zurückgewinnen, mache mehrmals täglich kurze, achtsame Essensphasen und entspanne danach deinen Kiefer wieder.

Ein Tipp für »Kaugummi-Liebhaber«: Kaugummikauen kann als Druckabbau im Kiefer dienen, exzessives Kauen über Stunden erzeugt allerdings den gegenteiligen Effekt, nämlich Kiefer-Stress. Wenn du gerne Kaugummi kaust, tue das achtsam und nur, solange du bewusste Kaubewegungen machst.

Essen ist genussvoll! Natürliches Kauen versorgt deinen Körper und deinen Kiefer mit Energie. Nutze die Kraft deines Kiefers!

Der Selbstdialog

Wenn es um Kiefer-Stress geht, ist es wichtig, Achtsamkeit in unsere Selbstdialoge zu bringen. Wie sprichst du mit dir selbst? Der Selbstdialog spiegelt unsere Muster und Glaubenssätze wider. Kommunikation ist mächtig! Das Hals-Chakra ist dieser Fähigkeit zugeordnet und kann, wenn es ausbalanciert ist, den Kieferbereich äußerst positiv beeinflussen. Angenommen, dir passiert ein Missgeschick, kritisierst du dich dann selbst? Wertschätzt du deine (kleinen) Erfolge und schenkst dir selbst Anerkennung, oder spielst du deine Fähigkeiten als »glücklichen Zufall« herunter?

KIEFER-CHECK: Nun möchte ich dich bitten, dir vorzustellen, ein anderer Mensch würde dich herabsetzen, beschimpfen oder entwürdigen. Vielleicht hast du sogar ein persönliches Beispiel dafür aus deiner Vergangenheit. Fühle dich in diese Situation hinein, wie geht es dir dabei? Spüre in deinen Kiefer, welche Spannung hat er?

Die meisten Menschen, mit denen ich diese Übung mache, berichten, dass sie negative Gefühle wie Wut, Enttäuschung oder Angst empfinden und dass sich ihr Kiefer dabei anspannt. Und genauso fühlst du dich, wenn du dich selbst kritisierst! Bitte denke daran, dass du deinem Kiefer nichts Gutes tust, wenn du auf diese Art und Weise mit dir kommunizierst. Beobachte deine Selbstdialoge! Wenn du vom Herzen positiv mit dir sprichst, dann sei voller Wertschätzung und Dankbarkeit für dich und deine Handlungen. Wenn du bemerkst, dass du dich kritisierst oder negativ mit dir sprichst, dann denke an einen geliebten Menschen. Was würdest du ihm sagen, wenn ihm dasselbe Missgeschick widerfahren wäre? Nun sage genau dieselben Worte zu dir selbst mit derselben ehrlichen Verbundenheit.

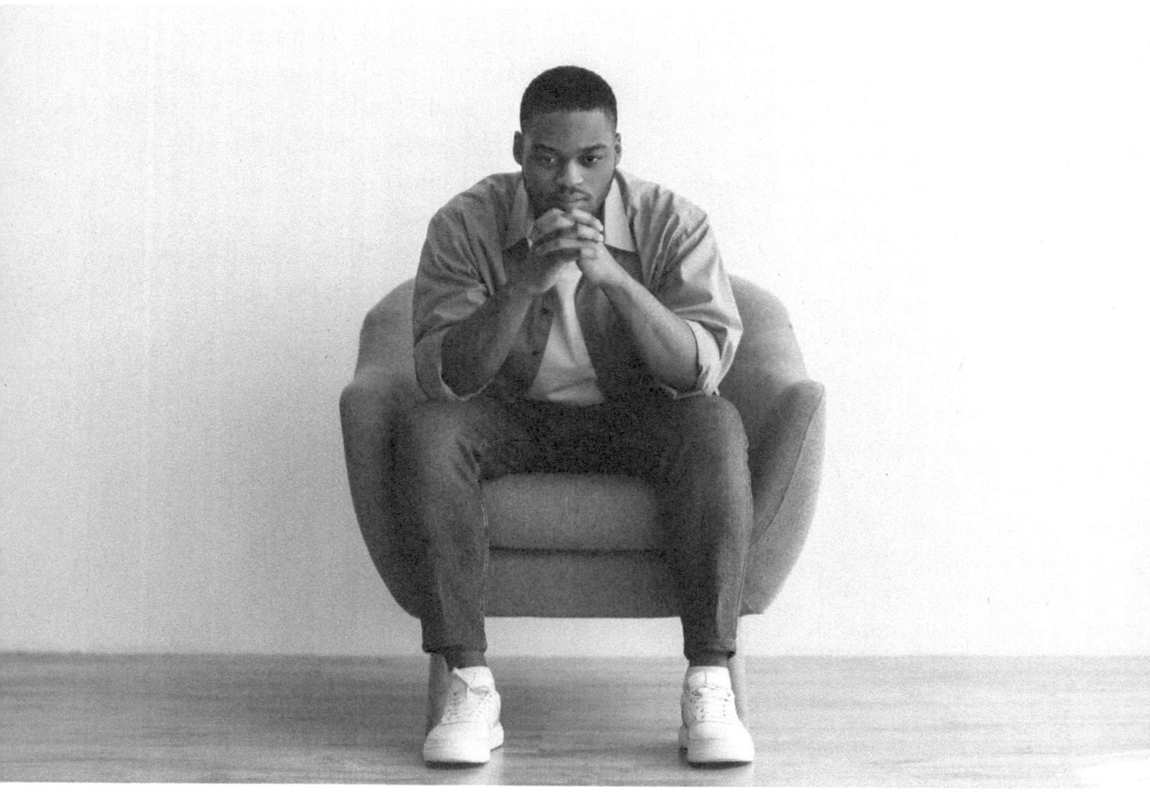

SOS KIEFER-STRESS

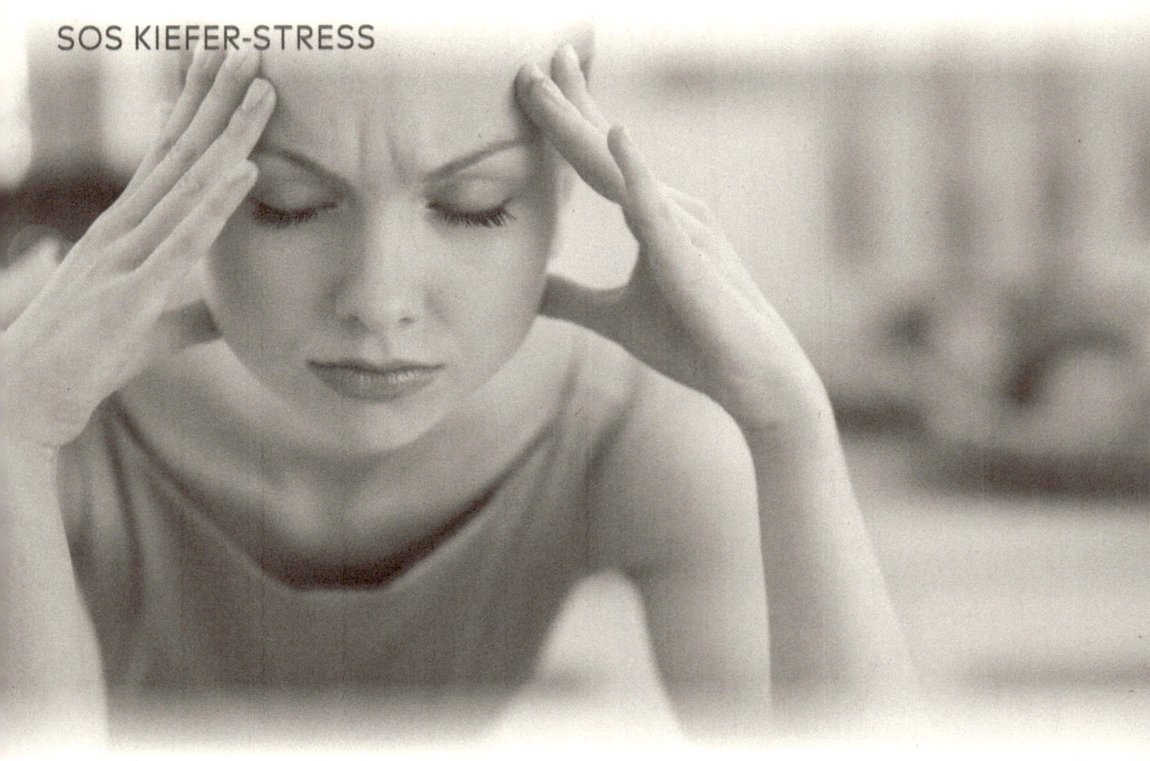

Je mehr Achtsamkeit du in deinen Kiefer bringst, desto schneller wirst du bemerken, dass du in bestimmten Momenten Kiefer-Stress hast. Was kannst du dann tun?

Zunächst nimmst du die gesunde Ruhehaltung von Zunge, Lippen und Kiefer *(Zu-Li-Ki-Na)* ein. Dann atmest du für dreißig Sekunden durch die Nase bis in deinen Beckenboden und denkst dabei an das untere Ende deiner Wirbelsäule. Bei Bedarf kannst du noch deine Kaumuskeln sehr langsam von oben nach unten ausstreichen. Stelle dir vor, du würdest einen nassen Schwamm ausdrücken, so kannst du deine Faszien wieder lockern, die sich im Stress zusammenziehen. Die Übung »Kieferentspannung«, die du im Kapitel »Kiefer-Yoga BODY« findest, ist außerdem eine gute Möglichkeit, deinen Kiefer rasch zu entspannen.
Denke immer daran: Bewusstwerdung ist der erste Schritt für Veränderung!

Verbissen oder immer freundlich?

»Du siehst heute ziemlich verbissen aus!« Hast du bemerkt, dass eine verbissene innere Haltung auch außen an den Gesichtszügen erkennbar ist? Angespannte Kaumuskeln, Falten auf der Stirn, breit gezogene Mundwinkel, nervöses Wangenbeißen oder unruhige Zungenbewegungen lassen uns erkennen, dass unser Gegenüber gerade etwas »auf Biegen und Brechen« will oder ganz im Gegenteil vermeiden möchte. Doch wie kommt es zur Verbissenheit? Jeder Mensch hat von sich ein Selbstbild, also eine Vorstellung davon, wie er sein möchte und wie er sich verhalten sollte, was im Leben wichtig ist und auch, was er erreichen will. Dieses Selbstbild entsteht bereits in der Kindheit, wo wir lernen, welche Charaktereigenschaften angemessen sind und welche Verhaltensweisen zu Anerkennung bei unseren Bezugspersonen führen. Ein Kind, das immer gelobt wird, wenn es brav und artig ist, aber kritisiert wird, wenn es emotional reagiert oder widerspricht, wird genau diese »positiven« Eigenschaften verstärken und in sein Selbstbild integrieren. Die »negativen« Eigenschaften, die zu Kritik führten, versucht es zu unterdrücken und aus dem wünschenswerten Selbstbild zu entfernen. Dieses Selbstbild soll gewährleisten, dass wir »gute« Menschen bleiben und von unseren Mitmenschen auch so gesehen werden. Um genau diesem Bild zu entsprechen, kreieren wir innere Kritiker, die uns sofort darauf aufmerksam machen, wenn wir uns entgegen diesem Selbstbild verhalten. Unsere inneren Kritiker machen großen Druck, denn sie wollen uns vor erneuter Zurückweisung und Tadel schützen. Das große Problem dabei ist, dass diese Kritiker entstanden, als wir noch Kinder waren. Und so wirken im Erwachsenenalter immer noch die Gesetze unserer Eltern und Lehrer sowie die Vorstellung: »So bin ich ein braves Kind!«. Wenn wir dieses Muster als Erwachsene nicht durchschauen und unsere inneren Kritiker in die Schranken weisen, müssen wir ihnen unbewusst ständig gehorchen, um uns gut zu fühlen. Die inneren Kritiker sagen Dinge wie: »Du musst noch …!«, »Sei erfolgreich!«, »Bring alles unter Kontrolle!«, »Lass dich nicht gehen!«, »Sei immer freundlich!«, »Sei zielstrebig!« oder »Du hast keine Zeit!«. Die Konsequenz für Ungehorsam wären Schuld- und Schamgefühle uns selbst gegenüber. Ein Muster, das ich bei vielen verbissenen Menschen, und auch bei mir selbst, entdeckte, ist die Fokussierung auf andere Menschen und die äußeren Umstände. Um alles im Griff zu haben, sind wir den ganzen Tag bestrebt, uns um die Probleme anderer zu kümmern, vorauszudenken, nichts zu vergessen, alles selbst zu machen und ständig erreichbar zu sein. Der Druck, der durch diese Lebensweise entsteht, hindert uns jedoch daran, Pausen zu machen. Aber jeder Körper, insbesondere das Gehirn, braucht regelmäßige Pausen, um wieder Energie zu tanken. Der Versuch, pausenlos alles richtig und gut zu machen, lässt uns verbissen werden.

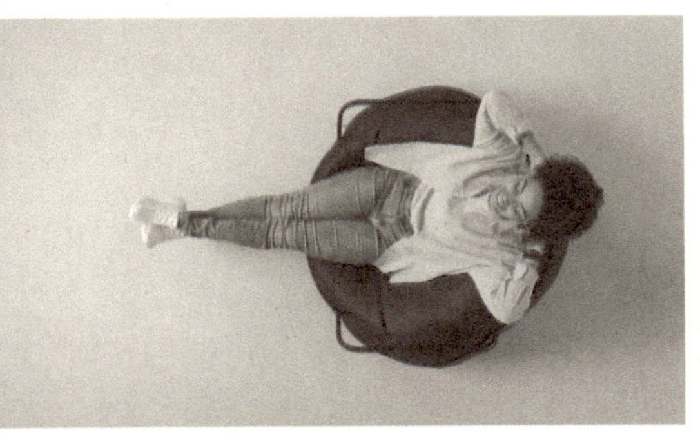

Die Lösung ist sehr einfach und doch oft schwierig in der Umsetzung, weil die inneren Kritiker dagegenarbeiten. Ich selbst konnte in einem Coaching mit Andreas Winter herausfinden, wie ich diesen inneren Kritikern die Macht über mich entziehe. Er meinte: »Mache regelmäßig kurze Pausen, in denen du deine ganze Aufmerksamkeit von der Außenwelt zurück zu dir lenkst.« Und diesen wertvollen Tipp möchte ich nun – etwas verändert – an dich weitergeben: Mache regelmäßige *Kiefer-Pausen,* in denen alles, was dich dazu bringt, verbissen zu sein, ebenfalls Pause hat. In diesen zwei bis fünf Minuten gibt es kein »Ich muss!« oder »Ich sollte!«, keine Stimmen im Hinterkopf, kein Denken an andere, kein Vorausplanen, kein Lösen von Problemen, sondern nur: »Jetzt mache ich eine Kiefer-Pause!«. Wenn du kein Chirurg bist, der gerade ein Leben in seinen Händen hält, gibt es in diesem Moment nichts, das wichtiger ist als du selbst! Du gibst den ganzen Tag dein Bestes für die anderen und die Welt. Meine Empfehlung ist, diese Kiefer-Pause anfangs jede Stunde mit einem Wecker einzuplanen. Es ist sinnvoll, diese Pausen zu machen, *bevor* alles zu viel ist und der Druck fast unerträglich wird. So kannst du deinen Alltag sehr viel gelassener leben und wirst vielleicht sogar merken, dass du entspannt mehr erreichen kannst. Und wenn du Chirurg bist, dann gönne dir deine wohlverdiente Kiefer-Pause einfach, bevor du den Operationssaal betrittst.

In meiner Arbeit als Kiefertherapeutin konnte ich erkennen, dass man verbissene Persönlichkeiten an ihren Gesichtszügen erkennt. Ich unterscheide dabei zwei Typen: das »markante Gesicht« mit ausgeprägten Kaumuskeln und das »immer-freundliche Gesicht«, das ständig lächelt. Beide Typen entstehen durch unterschiedliche Gewohnheiten, denen bestimmte Muster zugrunde liegen.

Das markante Gesicht

Das »markante Gesicht« ist geprägt durch eine besonders ausgeprägte Kieferlinie. Diese entsteht durch die Gewohnheit, die Zähne aufeinanderzupressen, mit den Zähnen zu knirschen oder einfach zuzubeißen. Dadurch werden die Kaumuskeln übertrainiert und gewinnen an Masse. Interessanterweise gibt es einen Trend in der Schönheitsindustrie, die sich konkret auf diese Kieferlinie *(engl. Jawline)* bezieht.

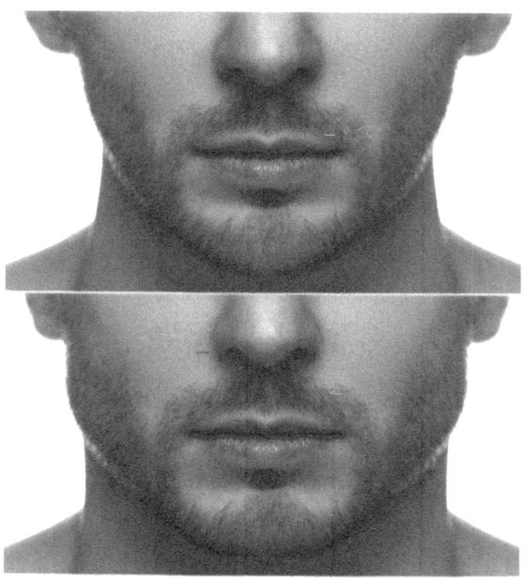

Dadurch entsteht ein markantes, männliches Gesicht. Der Preis für dieses Schönheitsideal ist jedoch Kiefer-Stress.

Das immer freundliche Gesicht

Diesen Typ sehe ich vorwiegend bei Frauen, die bemüht sind, immer freundlich zu sein, und auf ein sympathisches Auftreten großen Wert legen. Immer ein Lächeln auf den Lippen zu haben, ist anstrengend und bringt zu viel Spannung ins Kiefer-System. Die Wangenmuskeln, die das Lächeln ermöglichen, sind im Dauereinsatz und übertragen die Spannung auf die Kaumuskeln. Dieser Persönlichkeitstyp ist verbissen freundlich.

Ich habe oft erlebt, dass Klienten, die diese Gewohnheit des Dauergrinsens hatten, aufgrund ihres Selbstbildes, immer freundlich wirken zu müssen, leider niemals einen entspannten Kiefer erreichten. Die einzige Möglichkeit bestand hier in der Bearbeitung des zugrunde liegenden Musters: »Warum wäre es so schlimm, nicht mehr freundlich auszusehen?« Wenn du dich hier wiedererkennst, möchte ich dir sagen, dass das wahre Lächeln nicht auf den Lippen entsteht, sondern in deinen Augen! Das ist das innere Lächeln, das nach außen strahlt und dir viel mehr Ausstrahlung schenken wird. Darauf möchte ich später näher eingehen.

Wenn wir verbissen sind, bedeutet das, dass wir etwas krampfhaft und mit aller Gewalt erreichen wollen. Der Druck des Wortes »verbissen« ist tatsächlich spürbar. Woher rührt eigentlich so viel Druck? Der Druck entsteht, wenn wir ein Muster leben, das nicht authentisch ist.

Muster und Masken

Um entspannt sein zu können, müssen wir erkennen, wer wir wirklich sind und wann wir nicht wir selbst sind, sondern nur unsere Rollen oder Muster ausleben. Diese Muster kannst du dir als Masken vorstellen, die wir in unterschiedlichen Situationen (unbewusst) aufsetzen. Es gibt also die Maske der Mutter oder des Vaters, die wir tragen, wenn wir mit unseren Kindern zusammen sind. Die Maske, die wir im beruflichen Kontext tragen, eine immer freundliche Maske oder eine autoritäre Maske. Die Liste ließe sich beliebig lange fortsetzen. Vielleicht hast du schon einmal an dir selbst beobachtet, dass du in Abhängigkeit von Situationen und Menschen unterschiedlich reagierst, handelst, denkst und fühlst? Die Masken halten unser Selbstbild aufrecht und schützen unsere verletzlichen Persönlichkeitsanteile, die wir der Außenwelt nicht zeigen wollen, da sie gesellschaftlich oder innerhalb der Ursprungsfamilie nicht akzeptiert wurden. Sie helfen uns, uns anzupassen und so Teil der sozialen Gruppe zu sein, der wir angehören möchten. Zugehörigkeit ist ein menschliches Grundbedürfnis und für uns so wichtig wie für den Körper das Wasser zum Trinken. Es ist also völlig nachvollziehbar, dass jeder Mensch ein persönliches Selbstbild entwickelt und dieses schützen möchte. Schon früh haben wir gelernt, dass bestimmte Aspekte von uns zu Anerkennung und Nähe führen und andere Aspekte zu Ablehnung und Distanz. Diese vermeintlich schlechten Dinge an uns wollen wir verstecken, ja wir schämen uns sogar dafür. Indem wir jedoch verschiedene Aspekte, die zu uns gehören, unterdrücken, verlieren wir sehr viel Energie und setzen uns selbst unter Druck. Um diesen Druck abzubauen, entwickeln viele von uns Gewohnheiten im Kieferbereich, die fachsprachlich *Habits* genannt werden.

Schädliche Gewohnheiten

Das »markante Gesicht« und das »immer-freundliche Gesicht« zeigen die Habits des Zähnepressens und des Dauergrinsens. Dies sind nur zwei von vielen anderen schädlichen Gewohnheiten im Mund-Kiefer-Gesichtsbereich, die so variantenreich sind, wie es Menschen auf dieser Erde gibt. Dazu gehören unter anderem Nägelkauen, Zungepressen, Zähneknirschen, Wangenkauen, Stirnrunzeln, Lippenpressen, Wangenpressen oder einseitiges Anspannen der Wangenmuskeln.

Diese Bewegungen helfen uns, den mentalen Druck abzubauen, doch gleichzeitig erzeugen sie zu viel Spannung im Kiefer-System und spielen deshalb eine große Rolle bei der Entstehung und Aufrechterhaltung von Kiefer-Stress und den daraus resultierenden Kieferproblemen.

Viele der Gewohnheiten treten rund um das Schlucken auf. Ein Mensch schluckt über zweitausendmal pro Tag. Das Schlucken von Speichel kann ein Zeichen dafür sein, dass gerade eine Emotion oder ein mentaler Konflikt gelöst wurde. Es wurde also zuvor ein Gedanke oder ein Gefühl zurückgehalten, also nicht kommuniziert. Mit der Kraft des Kiefers wurden die Zähne aufeinandergepresst, um nicht die Emotion oder den Gedanken nach außen zu bringen. Um das zu überprüfen, kannst du dir einen dramatischen oder romantischen Hollywood-Film ansehen. Achte auf besonders emotionale Szenen, in denen der Schauspieler groß im Bild zu sehen ist. Die emotionale Anspannung steigt, und dann passiert es: Der Schauspieler schluckt – und mit großer Wahrscheinlichkeit schlucken auch die Zuschauer, die in diesem Moment dieselben Emotionen durchleben wie die Akteure auf der Leinwand. Mit dem Schlucken löst sich die Spannung, und Erleichterung tritt ein.

Über den Kiefer bestimmen wir, was wir der Welt von uns geben, was wir mit anderen Menschen teilen und was wir von außen in uns hineinlassen. Je bewusster diese Entscheidung getroffen wird, desto weniger Habits benötigen wir. Um Gewohnheiten im Kieferbereich schnell und dauerhaft abzubauen, und dabei keinen weiteren Druck zu erzeugen, nutze ich im Kiefer-Yoga einen spielerischen Ansatz.

Der erste Schritt, und das ist wahrscheinlich der herausforderndste, ist das Erkennen der Habits. Du kannst dich beispielsweise auf Fotos betrachten oder dich im Alltag filmen. Du kannst auch deine Familie und Freunde befragen, ob es Dinge gibt, die du in deinem Gesicht auffallend häufig tust. Der zweite Schritt ist das bewusste Wahrnehmen im Alltag. Nimm einfache Tätigkeiten wie Hausarbeit oder Lesen und später Stresssituationen und beobachte dein Gesicht und deinen Kiefer. Diese Detektivarbeit erfordert viel Achtsamkeit. Der dritte ist der spielerische Schritt: Stell dich vor den Spiegel und übertreibe dein Habit, während du dich ganz genau beobachtest. Wenn du beispielsweise unbewusst häufig deine Stirn runzelst, versuchst du diese Bewegung vor dem Spiegel zu übertreiben, also so stark die Stirn zu runzeln, wie irgend möglich. So kannst du genau spüren, wo und welche Spannungen erzeugt werden und welches Körpergefühl dein Habit erzeugt, das dir dadurch im Alltag leichter und schneller bewusst werden wird. Nun kannst du im vierten Schritt erkennen, welche Gedanken und Gefühle mit dem Habit einhergehen. Ich empfehle, alles aufzuschreiben, um später, wie beim Stress-Trigger-Tagebuch, ein Muster entziffern zu können. Im letzten Schritt transformierst du dein Habit, indem du es durch die gesunde Ruhehaltung von Zunge, Kiefer und Lippen *(Zu-Li-Ki-Na)* ersetzt und dreißig Sekunden bewusst atmest. Du wirst dir also im Alltag gewahr, dass du gerade das Habit machst, denkst dir: »Das ist meine Chance, es zu transformieren!«, bringst deine Zunge an den Gaumen, schließt deine Lippen, entspannst deinen Kiefer und atmest durch die Nase.

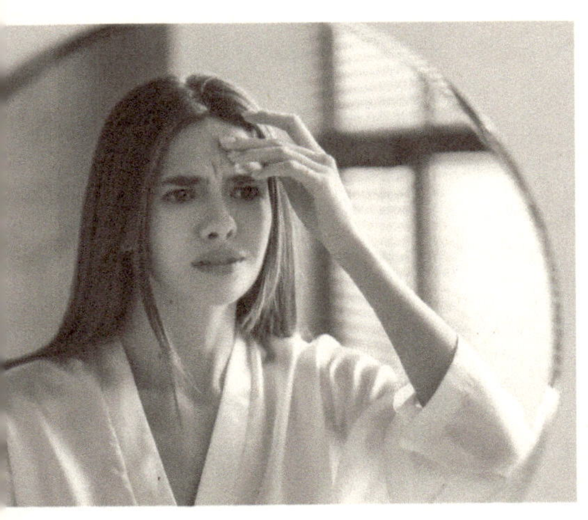

Habits sind keine rein körperliche Gewohnheit, sie reichen viel tiefer. Deshalb sind sie selten dort zu lösen, wo sie sich auswirken. Wenn wir die Habits einfach nur bekämpfen möchten, dann befinden wir uns mental in einem Widerstand. Das heißt, es wird mit Sicherheit sehr mühsam werden, ein ständiger innerer Kampf, der meist auch nicht zum Erfolg führt, wenn wir in dieser inneren Haltung ein Habit stoppen wollen. Sei dir bewusst, dass jeder Mensch Habits hat und dass es völlig in Ordnung ist, dass der Körper Druck über Bewegung loswerden möchte. Diese Klarheit bietet die Voraussetzung, um sich dem Thema neutral zu widmen. Sobald wir verstehen, was der Gewohnheit zugrunde liegt, fällt der Widerstand weg, und wir können entscheiden, ob wir weiterhin an den Nägeln kauen möchten oder einfach damit aufhören.

Vielleicht gibt es auch bestimmte Situationen, wo du das Habit vermehrt ausübst? Wie ich früher das Wangenkneifen, wenn ich etwas sagen wollte und mir aber nicht zutraute, es auszusprechen.

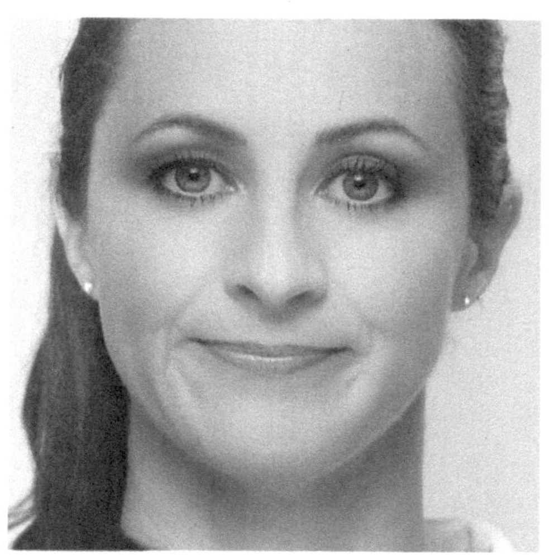

Als ich mein Muster erkannte, das hinter der Gewohnheit lag, konnte ich in ähnlichen Situationen bewusst damit umgehen, und das Habit löste sich auf. Oft können wir Habits über Symptome dingfest machen. In meinem Fall anhand von nach innen kippenden Zahnreihen. Das heißt, der erhöhte Druck meiner Wangenmuskulatur, der meine Zähne nach innen bewegte, war auf mein Habit des Wangenkneifens zurückzuführen.

Veränderung braucht Bewusstwerdung

So wie bei den Gewohnheiten im Kieferbereich, so ist in vielen Bereichen unseres Lebens mehr Bewusstsein nötig. Erst wenn wir uns unserer Gewohnheiten und Muster bewusst sind, können wir sie verändern.

Manche davon haben wir uns schon als Kind zu eigen gemacht. Warum? Entweder haben sie sich in unterschiedlichen Situationen als hilfreich erwiesen, oder wir haben durch Nachahmung gelernt. Sehr oft finde ich ein sogenanntes Familienhabit, welches nicht jedes Familienmitglied hat, aber zumindest eines pro Generation.

Muster sind Strategien, welche wir als Kind angewendet haben, die aber für Erwachsene gar nicht mehr notwendig und vielleicht sogar hinderlich sein können. Die bewährte Strategie wird später zu einem großen Verhinderer, einer Blockade sozusagen. Wir versuchen, Situationen, Gefühlen oder auch Menschen auszuweichen, um eine Angst zu umgehen, die als Kind zwar noch hochaktuell war, jetzt im Erwachsenenleben aber kaum mehr Relevanz hat. Wenn wir mutig sind, diese Muster aufzuspüren, können wir dadurch Blockaden beseitigen und oft jahrzehntelang gespeicherte Muster löschen.

KIEFER-CHECK: Nimm dir ein paar Minuten Zeit und denke über die folgenden Fragen nach. Sie ermöglichen es dir, unbewusste Muster zu erkennen:

- Wo und wann glaube ich, mich durchbeißen zu müssen?
- In welchen Situationen bin ich verbissen?
- Wo und wann fühle ich mich unfähig, mich zu wehren oder durchzusetzen?
- Wo bin ich angespannt und glaube ständig, etwas machen zu müssen?
- Wo und wann komme ich nicht weiter in meinem Leben?
- Wann rede ich mir die Dinge schön oder denke positiv, obwohl ich im Inneren weiß, dass es nicht die Wahrheit ist?
- Wann nehme ich dem anderen die Möglichkeit, sich weiterzuentwickeln und einen anderen Standpunkt zu verstehen, weil ich freundlich sein möchte?
- Wann verfolge ich verbissen ein Ziel, obwohl ich im Herzen spüre, dass mir etwas ganz anderes viel wichtiger wäre?

Abschließend kannst du Zusammenhänge entdecken: Welches dieser Muster geht mit einem Habit einher, das du zuvor aufgespürt hast? Vielleicht presst du deine Zähne aufeinander, sobald du verbissen bist? Oder du setzt ein Lächeln auf, wenn du Kritik erwartest?

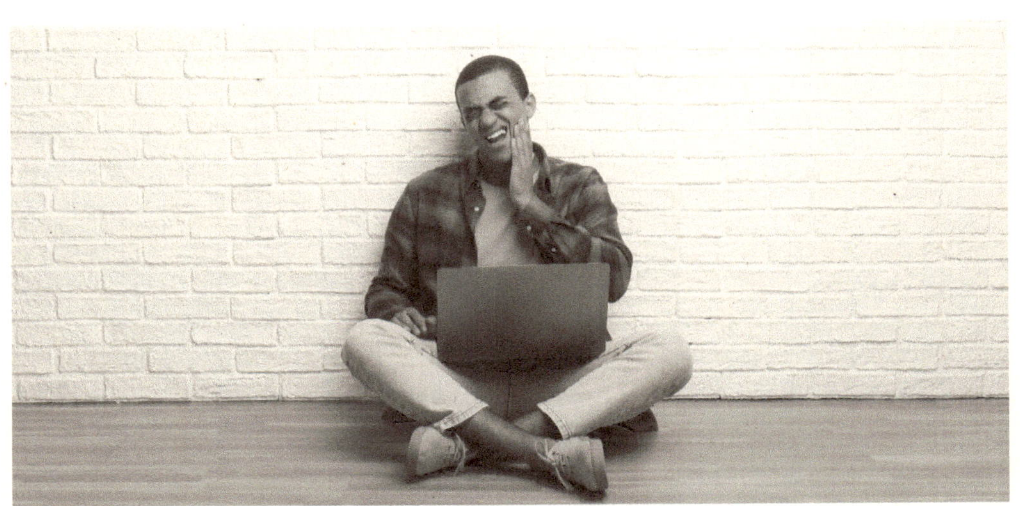

Ich stelle mir die Frage, ob es sich überhaupt lohnt, verbissen zu sein? Sollten wir nicht lieber den richtigen Biss für die Dinge entwickeln, die wirklich wichtig für uns sind? Kinder vor dem Zahnwechsel haben ein optimal ausbalanciertes Kiefer-System und sind völlig authentisch. Wir Erwachsenen können von den kleinen Menschen lernen, wie man Ziele mit Begeisterung erreicht. Oder hast du ein Kind gesehen, das verbissen das Gehen lernt? Wir alle haben so gelebt, wir müssen uns nur wieder daran erinnern und uns von überholten Mustern befreien!

Du bist nicht dein Kieferschmerz!

»Meine Kieferprobleme machen mir das Leben schwer!« Diesen Satz höre ich sehr oft von Menschen, die schon lange Kieferbeschwerden haben. Was steckt hinter dieser Aussage? Die Wortwahl »meine Kieferprobleme« zeigt eine Identifizierung mit den Kieferproblemen. Wenn Schmerzen für lange Zeit bestehen, kann es dazu kommen, dass sie als Teil der Persönlichkeit erfahren werden. Hinzu kommt, dass Beschwerden im Kopfbereich sehr eng mit dem »Ich-Gefühl« verbunden sind, da wir das »Ich« im Kopf denken. Außerdem zeigt sich in der obigen Aussage, wie hilflos man sich angesichts der Symptome fühlen kann. Und das ist völlig verständlich! Die Probleme scheinen die Macht zu haben, das gesamte Leben auf negative Art und Weise zu beeinflussen. Doch beide Annahmen sind ein Trugschluss, die zu Leid führen.

Sobald wir uns mit den Kieferproblemen identifizieren, wird es schwierig, uns ein Leben mit einem gesunden Kiefer überhaupt vorzustellen. Mit der Zeit gewöhnen wir uns an den Zustand von Schmerz und das damit verbundene Körpergefühl und sehen keinen Ausweg mehr. Dieses Phänomen habe ich häufig bei Patienten erlebt, die die Diagnose

CMD erhielten. Manchmal hatte ich den Eindruck, dass diese Diagnose wie ein für alle sichtbarer Stempel wirkte, der jegliche Möglichkeiten einer selbstbestimmten Verbesserung der Symptome verhinderte. Je mehr Fachleute diese Diagnose als schwierig oder einfach psychosomatisch bestätigten, desto weniger Mut hatten die Betroffenen, sich diesem Problem selbst zu stellen. Es ist sehr wichtig, diese Identifikation zu lösen, indem wir sie erkennen und uns fragen, wer wäre ich ohne diese Kieferprobleme? Wie würde sich mein Leben verändern? Wenn wir es schaffen, zwischen uns und den Kieferproblemen einen gesunden Abstand herzustellen, sodass wir sie beobachten können, wird ersichtlich, dass die Beschwerden nicht Teil von uns selbst sind, sondern für eine bestimmte Zeit in unserem Leben sind, um uns auf etwas aufmerksam zu machen.

Wenn wir lange an einem bestimmten Symptom leiden, neigen wir dazu, diesen Körperteil als unsere Schwachstelle anzusehen. »Ich habe schon als Kind mit den Zähnen geknirscht, das gehört einfach zu mir.« Mit dieser inneren Einstellung fokussiert die gesamte mentale Kraft auf das scheinbar unlösbare Problem. Und das Denken ist sehr mächtig! Die Aufmerksamkeit auf einen »kranken Kiefer« gerichtet, blockiert unbewusst dessen Heilung.

Widerstand oder die Schmerzen endlich loswerden wollen

Widerstand entsteht – ähnlich wie Stress – immer durch unsere eigenen Bewertungen. Wenn wir etwas als negativ bewerten und es loswerden wollen, dann haben wir Widerstand dagegen. Immer wenn wir Widerstand gegen etwas haben, verneinen wir, was tatsächlich ist, verdrängen den ungewollten Zustand oder kämpfen dagegen an. In jedem Fall erzeugen wir damit Druck, und Druck erzeugt Gegendruck. Wie du bereits erfahren hast, ist Druck der Auslöser für erneuten Kiefer-Stress. Der einzige Weg, den Widerstand zu beheben, besteht darin, der Tatsache zuzustimmen, dass die Kieferprobleme im Moment Realität sind und dass sie einen Sinn haben, der sich uns im Moment vielleicht noch nicht erschließt. Durch diesen Realitätsabgleich eröffnet sich ein neuer Handlungsspielraum, und es ist möglich, die wahren Ursachen hinter den Symptomen zu erkennen. Dies wiederum eröffnet die Möglichkeit, einen wichtigen Bereich des Lebens zu heilen, und zwar nachhaltig und dauerhaft. Hast du dir im Nachhinein nicht schon einmal gedacht, dass es die großen Herausforderungen waren, die dich im Leben weitergebracht und einen positiven Aspekt offenbart haben?

Hätte ich damals keine Kieferprobleme gehabt, würde ich heute dieses Buch nicht schreiben.

Vielleicht kennst du das Phänomen, wenn du großen Widerstand gegen das Zähneknirschen entwickelt hast und jeden Morgen frustriert deine Knirscherschiene auf neue Abdrücke untersuchst? Dadurch erzeugst du noch mehr Stress, der sich wiederum negativ auf deine Kieferspannung auswirkt. Wogegen du ankämpfst, das bleibt bestimmt bestehen, denn ohne Gegner kannst du nicht weiterkämpfen!

Kieferschmerzen

Schmerz ist eine Körperwahrnehmung, die das Gehirn als »Schmerz« interpretiert. Um unser Leben zu schützen, dient der Schmerz als Alarmsignal des Körpers. Wenn du ins Feuer greifst, ist das schmerzhaft, damit du schnell deine Hand zurückziehst und dich nicht verbrennst. Die Schmerzwahrnehmung ist ein subjektives Phänomen. Jeder Mensch nimmt Schmerz anders wahr, und sogar innerhalb der Wahrnehmung *eines* Menschen gibt es tagesabhängige Variationen des Schmerzerlebens. Ob ein Schmerz als erträglich oder vernichtend wahrgenommen wird, hängt von unseren Bewertungen ab, die an Erfahrungen aus der Vergangenheit gekoppelt sind. Menschen, die zum Schwarzmalen neigen, also meist den schlimmsten Ausgang eines Szenarios erwarten, erfahren ein Gefühl von Hilflosigkeit und erhöhen damit sogar die Schmerzintensität. Aus meiner Erfahrung werden Kieferschmerzen sehr schnell als besonders bedrohlich interpretiert, weil sie diffus erscheinen und in die umgebenden Bereiche des Kopfes, des Nackens und der Schultern ausstrahlen können. Abhilfe schafft hier die folgende Schmerzübung.

SCHMERZÜBUNG

Fühle direkt zum Schmerz hin und versuche, ihn ganz genau zu beschreiben. Welche Qualität hat er? Ist er eher dumpf, stechend, bohrend oder ziehend? Wo genau spürst du den Schmerz? Versuche, genau die Stelle oder Stellen in deinem Kiefer auszumachen, zum Beispiel im Schläfenbereich, in den Wangen oder vor dem Ohr.
Dann stelle einen Fuß auf den Boden und spüre genau den Druck, der auf deiner Fußsohle entsteht, wenn du den Fuß fest auf den Boden stellst. Nimm genau wahr, wie sich diese Körperempfindung auf der Fußsohle anfühlt. Nun vergleiche den Schmerz in deinem Kiefer mit dem Druck auf deiner Fußsohle. Wie genau unterscheiden sie sich?
Nun kneife dich selbst in den Handrücken und vergleiche auch diese Körperwahrnehmung mit dem Kieferschmerz. Sei dir bewusst, dass du selbst entscheiden kannst, wie stark und wie lange du dich in deinen Handrücken kneifst. Kannst du spüren, dass die Reize an allen drei Körperstellen, dem Kiefer, der Fußsohle und dem Handrücken, im Grunde nur Körperempfindungen sind?

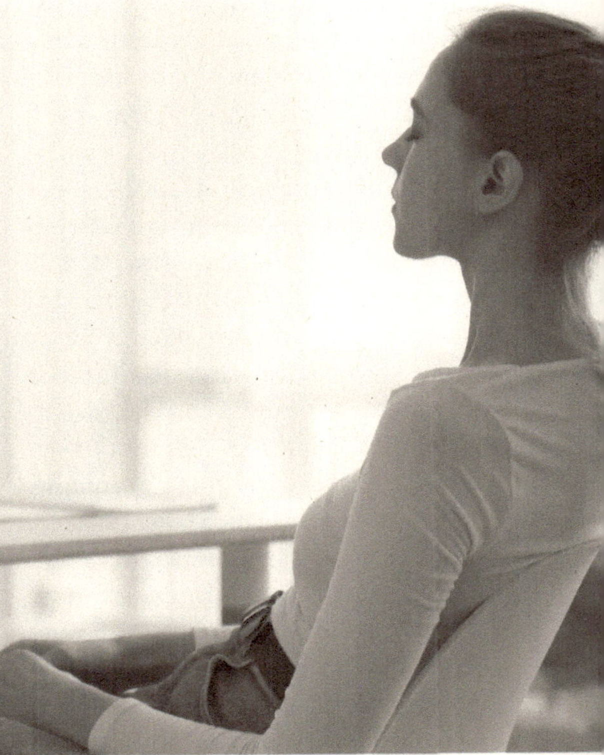

Viele Patienten nehmen während dieser Übung wahr, dass sich die Kieferschmerzen verändern oder verringern, nur durch das bewusste Hinspüren und den direkten Vergleich mit anderen Körperempfindungen. Es wird klar, dass die Bewertung und der Grad der Selbstbestimmung (Dauer und Reizintensität) gegenüber dem Schmerz die Intensität verändern.

Mit diesem Buch möchte ich auch vermitteln, dass kein Mensch seinem Kieferschmerz hilflos ausgeliefert ist, denn Leid ist nicht gleich Schmerz! Leid ist psychischer Schmerz, der sich auf körperlicher Ebene als Schmerz manifestieren kann. Der Verstand kann auch ohne körperliche Ursache Leid erzeugen, indem er sich an schmerzliche Erfahrungen erinnert oder sich diese vorstellt. Deshalb ist der Mensch vermutlich das einzige Lebewesen, das leiden kann. Viele sind ständig danach bestrebt, Schmerz zu vermeiden und Lustvolles zu fördern. Was in Bezug auf die körperlichen Grundbedürfnisse wie Hunger, Durst und Schlaf lebensnotwendig ist, kann hier ein kraftvoller Stressauslöser sein. Die innere Spannung, ausgelöst durch einen Mangelzustand, wird als Schmerz interpretiert und animiert uns dazu, etwas dagegen zu tun. Das größte Leid erzeugt also das Bestreben nach Schmerzvermeidung! Die Medien suggerieren uns ein Bild, das nicht der Realität entspricht, und auch wir tragen in unseren Köpfen ein unwahres Bild: ein Bild der immerwährenden Lust! Erfahren wir das Gegenteil, also Unlust in Form von Schmerz, entsteht in uns ein Mangelzustand, der inneren Druck erzeugt. Es ist also der Widerstand, der zu Stress führt und uns leiden lässt, und nicht der Kieferschmerz selbst.

Wenn du eine Mutter bist, kannst du dich vielleicht erinnern, dass der Geburtsschmerz durch Angst verstärkt wird. Durch das Verständnis, dass Wehen im Grunde starke Muskelkontraktionen sind, sowie die positive Erwartungshaltung, bald dein Baby in deinen Händen halten zu können, verändert sich das Empfinden des Schmerzes. Er wird erträglich. Sei mutig und offen für intensive Sinnes- und Körpererfahrungen! Anstatt Schmerz vermeiden zu wollen, kannst du Fähigkeiten entwickeln, damit umzugehen. Sei dir bewusst, dass kein Schmerz für immer bleibt! Schmerz bringt immer Veränderungen und ermöglicht die größte Weiterentwicklung eines Menschen.

Angst

Angst vor einer gefährlichen Krankheit wie Kieferkrebs, Angst, die Zähne durch Zähneknirschen zu verlieren, oder einfach die Angst, den Schmerzen ausgeliefert zu sein, erzeugen im Körper Kontraktion. Damit erhöht sich der Kiefer-Stress!

Vor sechs Jahren wurde ein junger Mann in meiner Praxis vorstellig, der sehr unter seinen Kieferschmerzen litt. Er war Sänger und Tänzer und konnte aufgrund der enormen Kieferverspannungen keinen Auftritt schmerzfrei genießen. Organisch wurde keine Ursache gefunden, sein Kiefer war völlig gesund, und trotzdem hatte er große Schmerzen. Als er während unserer Arbeit erkannte, dass die Ursache für sein Leiden, der Stress war, der die Schmerzen verursachte, und nicht etwa, wie er befürchtete, eine gefährliche Krankheit, konnte er seinen Kiefer wieder ins Gleichgewicht bringen. Er schaffte es, den Dauerstress aufzulösen, und gleichzeitig verringerten sich die Schmerzen. Heute begeistert er sein Publikum mit einem entspannten Kiefer und genießt jeden Moment.

Seinen eigenen Kiefer und bei Beschwerden die Ursachen und Zusammenhänge zu verstehen, ist der Weg aus der Angst in die Selbstverantwortung und schließlich in die Heilung.

Selbstverantwortung

Solange du dich mit deinen Kieferproblemen identifizierst, gibst du die Verantwortung an Fachleute und Experten ab. Du hoffst, dass dich jemand von deinem Leiden befreit. Natürlich bist du bereit, alles dafür zu tun, unter Umständen viel Geld zu bezahlen, Behandlungen durchführen zu lassen und deine Zeit zu investieren. Doch es gibt noch eine andere Möglichkeit, an deiner Kiefergesundheit zu arbeiten: Übernimm selbst die Verantwortung! In diesem Buch gebe ich dir sehr viel theoretisches und praktisches Wissen an die Hand, mit dem du weiterarbeiten kannst. Sobald du verstehst, warum du diese Kieferprobleme hast, kannst du nach Lösungen suchen.

Essenziell ist, dass du die Ursache erkennst und dann genau dort ansetzt. Finde das Warum, und du wirst den für dich richtigen Weg entdecken. Der Grund, warum viele Behandlungsmethoden scheitern, ist, dass sie nicht an den Ursachen ansetzen, sondern nur die Symptome bekämpfen. Wenn Klienten sich Botox in die Kaumuskeln spritzen lassen, um den Kiefer zu entspannen, dann kann das für eine bestimmte Zeit Erleichterung bringen. Doch durch die Lähmung der Muskeln entsteht erneut ein Ungleichgewicht im Kiefer-System, das wiederum andere Symptome auslösen kann. Auch hier zeigt sich das Prinzip von Ursache und Wirkung.

Emotionen und erholsamer Schlaf

Was wir tagsüber nicht integrieren können, das verarbeiten wir nachts im Schlaf, indem wir mit den Zähnen knirschen oder den Kiefer anspannen. Alle Emotionen, ungelösten Probleme und Gedankenkreise, mit denen wir abends einschlafen, stören somit einen erholsamen Schlaf. Im Schlaf regeneriert unser Körper. Um gesund zu bleiben und Krankheiten zu heilen, ist es demnach sinnvoll, die Regenerationskräfte nicht durch übermäßiges Verarbeiten von Emotionen zu blockieren. Die Lösung liegt im bewussten Arbeiten mit unseren Gefühlen und Emotionen, wenn wir wach sind, sodass wir in Ruhe zu Bett gehen können.

Gefühle und Gedanken sind in uns immer präsent und wirken in unserem Leben, auch wenn wir sie nicht immer alle bewusst wahrnehmen. Sie sind Teil unseres Menschseins und Ausdruck unserer Seele. Stelle dir bitte vor, deine Gefühle wären ein großer, ruhiger See. Der See ist immer vollkommen, ihm fehlt nichts. Sobald du einen Stein hineinwirfst, entstehen Wellen, die die Ruhe für kurze Zeit unterbrechen.

Die Wellen sind die Emotionen, die Teil der Gefühle sind, aber in Bewegung gebracht und so besser sicht- und spürbar wurden. Es gibt also einen Unterschied zwischen Gefühlen und Emotionen. Gefühle sind ruhig und immer präsent, sie bilden die Grundlage unseres Wesenskerns. Emotionen hingegen haben eine bewegte Qualität und verschwinden nach einiger Zeit wieder. Der Stein, der auf die Wasseroberfläche trifft, ist ein Gedanke oder ein Reiz von außen, der uns darauf aufmerksam macht, dass hier ein Thema verborgen liegt, das unsere Aufmerksamkeit braucht. Nach meinem Verständnis sind Gefühle Ausdruck der Seele und somit das Spiegelbild dessen, was für uns wahr ist. Wenn du etwas über eine bestimmte Situation denkst, und dieser Gedanke stimmt nicht mit

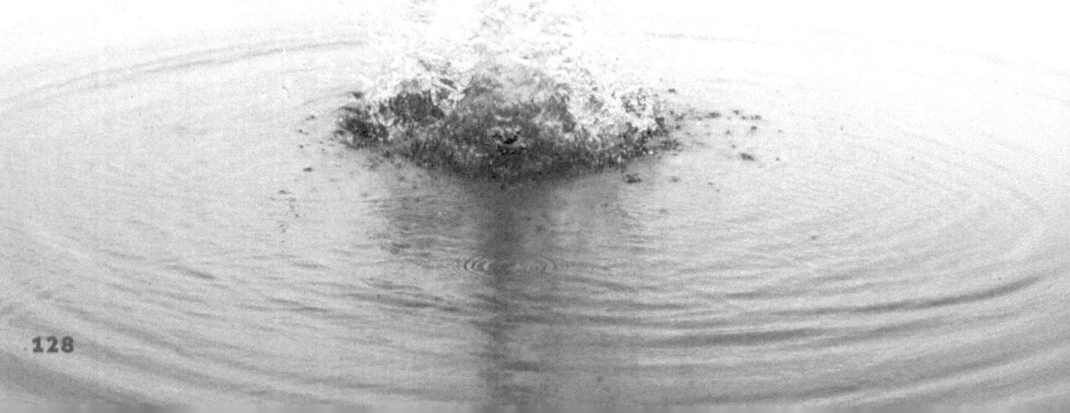

dem überein, was für dich richtig ist, wirst du eine unangenehme Emotion wie Wut, Enttäuschung oder Angst erfahren. Wenn du das bemerkst, hast du die Chance, deine Gedanken zu überprüfen und dich gegebenenfalls für eine andere Sichtweise zu entscheiden. Wichtig ist, dass du dir nicht immer wieder gedanklich dieselbe Geschichte über eine Situation erzählst, sondern dass du verstehst, welcher Gedanke die Emotion ausgelöst hat und welches Gefühl hinter der Emotion verborgen ist.

Die Herausforderung besteht darin, die eigenen Gefühle wirklich zu fühlen.

Gefühle werden auch als körperliche Empfindungen wahrnehmbar, sie sind weder positiv noch negativ. Einzig die Bewertung erzeugt das innerliche Zustimmen zu angenehmen Gefühlen und den Widerstand gegen unangenehme Gefühle.

Umgang mit Emotionen

Ein gesunder Umgang mit den eigenen Emotionen ist wichtig, um ein selbstbestimmtes, freies Leben führen zu können. Kinder haben diese Fähigkeit intuitiv, bis sie »weg-erzogen« wird. Wenn sich ein Kind den Kopf stößt, schreit es vor Ärger und weint vor Schmerz. Wie geht es dir, wenn du ein wütendes Kind beobachtest oder, noch schlimmer, wenn dein eigenes Kind einen Wutanfall in aller Öffentlichkeit bekommt? Die Schwierigkeit ist, dass wir Erwachsenen oft selbst nicht wissen, wie wir mit unseren Emotionen umgehen sollen, weshalb wir durch emotionale Ausbrüche anderer irritiert sind und an unsere eigenen Emotionen erinnert werden, die wir eigentlich nicht fühlen wollen.

Was tun wir also mit unseren Emotionen? Durch das Bestreben nach Schmerzvermeidung erzeugen wir unbewusst noch größeren Schmerz. Nicht nur körperlich, in Form von Verspannungen, sondern auch in unserer Gefühlswelt. Emotionen könnte man am besten als »in Bewegung gebrachte Gefühle« beschreiben, die deutlich im Körper zu spüren sind. Beispielsweise in einem »flauen Magen«, in »weichen Knien« oder einem »rasenden Herzen«. Wenn wir unsere Gefühle nicht verstehen können, uns ungerecht behandelt fühlen, werden wir schnell von unseren Emotionen überwältigt. Wenn das passiert, stellt sich die Frage, was kannst du tun? Hol dir deine Macht zurück! Wenn etwas im Außen deine Gefühle »antriggert« und dadurch Emotionen entstehen lässt, mach dir bewusst, dass du in diesem Moment das, was außen ist, ermächtigst, dich zu beeinflussen. Indem du dir deine Macht zurückholst, wirst du in deinem

Fühlen unabhängig von äußeren Einflüssen.

Ich möchte dir eine Methode vorstellen, die Reinhard Burits aus seiner jahrelangen Praxis des Eigentrainings und auch der Arbeit mit seinen Klienten und Seminarteilnehmern entwickelt hat, das *Mentale Integrationstraining (M. I. T.).* Es dient dem Transformieren von Emotionen sowie von Situationen, die unangenehme Emotionen hervorrufen, und ist die einfachste und effektivste Methode, die ich kenne. Es geht darum, allem zuzustimmen, was gerade ist, und dafür die Verantwortung zu übernehmen. Auch dankbar zu sein dafür, was uns gerade gezeigt wird, und Wertschätzung zu empfinden für eine Emotion, die uns schon oft davor bewahrt hat, in Situationen zu kommen, denen wir nicht gewachsen gewesen wären. In dem Moment, in dem wir uns dem bewusst stellen und uns als Schöpfer erkennen und anerkennen, haben wir die Macht darüber übernommen. Nun kann ein Transformationsprozess beginnen, welcher in der Regel maximal ein paar Minuten dauert und schon jahrelang bestehende Blockaden auflösen kann. Wobei »auflösen« nicht bedeutet, die Blockaden »wegzuschaffen«, sondern sie in Ausgleich zu bringen und für unsere Weiterentwicklung zu nutzen. Integration heißt, eine Emotion oder ein Gefühl in das System einzufügen und dieses dadurch zu vervollständigen.

Zunächst möchte ich dir ein Bild skizzieren, das den Umgang mit den Emotionen verdeutlicht. Stelle dir vor, vor der Tür steht ein verzweifeltes Kind, das mit aller Kraft klopft und schreit, damit es endlich hereindarf. Wir öffnen genervt die Tür, sehen das verzweifelte Kind und ignorieren es. Wir werfen die Tür ins Schloss und sperren das Kind hinaus. Was tut das Kind? Es schreit lauter und hämmert noch stärker gegen die Tür. Das Kind ist ein Symbol für unsere Emotion.

Was tun wir nun im Mentalen Integrationstraining? Wir öffnen neugierig die Tür und bitten das Kind herein. Wir sind aufmerksam und präsent mit dem Kind und lassen es bei uns sein und tun, was immer es tun möchte. Mit der Zeit beruhigt sich das Kind von alleine und geht zur Tür hinaus, um weiterzuspielen. Das wäre ein gesunder Umgang mit unseren Emotionen. Jede Emotion ist richtig und hat ihre Berechtigung! Wir können wieder einen natürlichen Umgang mit unseren Emotionen lernen und dadurch emotional reifen.

Ich möchte dir eine verkürzte Form des Mentalen Integrationstrainings vorstellen, die du optimal im Alltag anwenden kannst, wenn sich eine belastende Emotion zeigt.

Stimme der Emotion zu!

Im ersten Schritt schließt du deine Augen und stimmst gedanklich der Emotion zu. Du lässt das Kind eintreten. Das bedeutet nicht, dass du diese Emotion gutheißen sollst, sondern nur, dass du eine zustimmende innere Haltung einnimmst. Du denkst zum Beispiel: »Ja, die Enttäuschung ist da, und sie ist richtig, denn jeder Mensch mit meinen Gedanken und meinen Erfahrungen würde jetzt enttäuscht sein!«

Fühle mutig die Emotion!

Fühle und atme in die Emotion. Wo im Körper kannst du sie spüren? Lass sie groß werden mit allem, was gerade da ist. Wichtig ist: Gehe gedanklich nicht in die Situation, die die Emotion hervorgerufen hat, sondern bleibe jetzt im Fühlen.

Schreibe deine Erkenntnisse auf!

Vielleicht hast du eine neue Erkenntnis gewonnen, die dir einen neuen Umgang mit der Situation ermöglicht?

Je öfter du das Mentale Integrationstraining anwendest, desto schneller kannst du belastende Emotionen integrieren. Es gibt nur zwei Stolpersteine: erstens, wenn du es einsetzt, um Emotionen schnell wegzubekommen, denn das funktioniert nicht. Und zweitens, wenn du wütend bist.

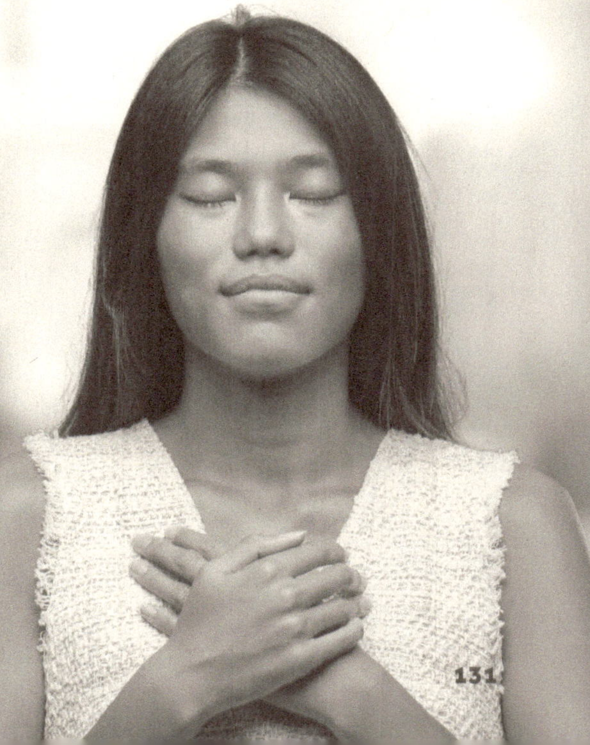

Bewege deine Wut!

Die Wut ist wahrscheinlich die am meisten missverstandene Emotion. Sie ist natürlich, genauso wie die Freude, und jeder Mensch trägt sie in sich. Diese Emotion hat eine gewaltige Kraft, die es vermag, uns aus Hilflosigkeit und niedrigsten emotionalen Stimmungen hinaufzubringen in einen höheren Energielevel, aus dem wir entscheiden und handeln können, um etwas zu verändern. Vergleichbar mit der Naturkraft des Sturmes, der alles wegfegt, was nicht an seinem Platz fest verankert ist.

Wut bedeutet auch, dass unsere persönlichen Grenzen übertreten wurden, und diese Grenzen haben immer etwas mit unseren Bedürfnissen zu tun. Wenn wir beispielsweise dringend Ruhe brauchen und jemand verlangt in diesem Moment etwas von uns, das sich mit unserem Bedürfnis nach Ruhe nicht vereinbaren lässt, werden wir höchstwahrscheinlich wütend. Die Wut ist wie ein Stoppschild, das besagt: bis hier und nicht weiter!

Der Emotion Wut messe ich hier so große Bedeutung bei, weil sie sich auf unseren Kiefer enorm auswirkt. Unterdrückte Wut spielt aus meiner Erfahrung eine große Rolle bei der Entstehung und Aufrechterhaltung von Kiefer-Stress und insbesondere von Zähneknirschen und Zähnepressen. Wie können wir unserer Wut begegnen? Wie bereits dargestellt, stehen hinter Emotionen bestimmte Gedanken und Gefühle, die gesehen und gefühlt werden wollen. Bei der Wut kommt hinzu, dass sie bewegt werden muss! Sie ist die einzige Emotion, die tatsächlich im Körper mobilisiert werden muss, denn sonst kann sich diese enorme Kraft im Kiefer festsetzen und diesen blockieren. Ich sage nicht, dass wir andere Menschen verletzen sollen, wenn wir wütend sind, oder in Rage Dinge zerstören, um uns abzureagieren. Ich habe einen besseren Vorschlag.

DIE WUT BEWEGEN

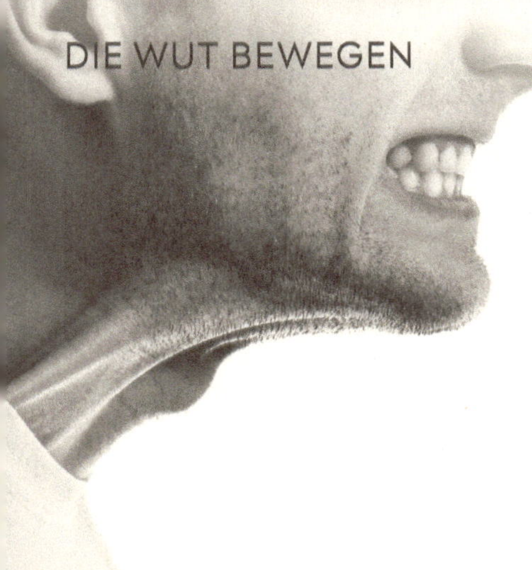

Jedes Mal, wenn du wütend bist, empfehle ich dir, dich intensiv zu bewegen! Wichtig ist, dass du dich richtig verausgabst. Du kannst Liegestütze oder Kniebeugen machen, im Stand springen oder mit hochgezogenen Knien laufen. Danach öffnest du deinen Mund, so weit du kannst, und fauchst die ganze Luft aus deiner Lunge, gemeinsam mit der aufgestauten Wut, durch deinen Mund hinaus. Am Ende atmest du dreißig Sekunden durch die Nase und zentrierst dich mit geschlossenen Augen.

So komisch diese Übung erscheinen mag, sie ist sehr wirkungsvoll! In der Öffentlichkeit empfiehlt es sich allerdings, eine Mikroversion dieser Übung anzuwenden. Überlege dir eine kraftvolle, kleine Bewegung, die die Wut aus deinem Kiefer löst. Das kann beispielsweise ein starkes Ausschütteln der Hände sein. Es gibt immer eine Möglichkeit, einen ungestörten Platz zu finden, wo du diese Übung machen kannst, und sei es die Toilette.

Vielleicht denkst du auch, dass du kein wütender Mensch bist? Dann mach diese Übung doch einfach so zum Spaß und sei offen dafür, was du für dich entdecken kannst. Denk daran: Eigentlich muss ein Mensch seine Wut nicht wegknirschen oder hinunterschlucken, er ist frei, seine Wut auszudrücken und dadurch seinen Kiefer wieder zu entspannen. Bist du mutig genug?

Zubeißen in Konflikten

Wann immer wir das kommunizieren, was für uns wichtig und stimmig ist, besteht Potenzial für Konflikte. Um solche Konflikte zu vermeiden und die Harmonie zu wahren, halten wir uns dann häufig zurück. Doch diese Harmonie hat ihren Preis. Immer wenn wir unsere »innere Wahrheit« nicht aussprechen, berauben wir den anderen um eine Entwicklungsmöglichkeit. Diese liegt darin, eine andere Meinung oder einen anderen Aspekt zu sehen oder sich seiner Themen bewusst zu werden. Nehmen wir an, du schweigst, um den anderen nicht zu verletzen. Vielleicht hast du damit einen Konflikt vermieden, doch das Thema zwischen euch bleibt bestehen und kann nicht aufgelöst werden. Folglich verspürst du in ähnlichen Situationen erneut das Bedürfnis, die »Zähne zu fletschen« oder den anderen zu »beißen«. Die Kunst ist, in Konfliktsituationen die eigenen Sichtweisen, Gefühle und Gedanken zu kommunizieren, ohne dabei den anderen anzugreifen.

Der wahre Grund für Konflikte liegt immer in unserer Gefühlswelt. Durch den Prozess des Bewusstwerdens der entsprechenden Gefühle werden die Emotionen in konfliktreichen Situationen abgeschwächt, und wir können mit kühlem Kopf miteinander sprechen. Du kannst wie folgt vorgehen.

Wenn du wütend bist, ist es sinnvoll, vor jedem Gespräch zuerst deine Wut zu bewegen. Ich habe dir dazu schon einige Möglichkeiten vorgestellt. Werde dir bewusst, wie du dich fühlst und was du willst beziehungsweise wie eine Lösung für den Konflikt aussehen könnte. Danach kommunizierst du deine Gefühle und Gedanken in Ich-Botschaften. Wenn das nicht möglich ist, weil du beispielsweise kein Gespräch mit der anderen Person führen kannst, schreibe einfach alles auf.

Menschen mit einem ausbalancierten Hals-Chakra haben weniger Angst vor Konflikten und Zurückweisungen. Sie

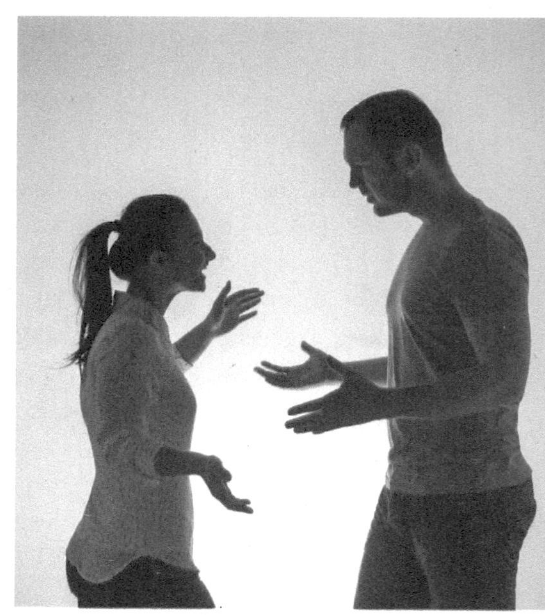

können zubeißen, wenn es notwendig ist, um ihre Grenzen klarzustellen. Konflikte sind nicht angenehm, aber sie haben das Potenzial, Beziehungen zu verbessern und mehr Intimität herzustellen. Indem wir unsere innere Wahrheit preisgeben und uns damit verletzlich zeigen, können Beziehungen eine neue Tiefe und Vertrauen bekommen. Diese Sicherheit unterstützt auch die Entspannung im Kiefer.

Kontrolle

Das Gefühl, keine Kontrolle zu haben in einer bestehenden Situation oder generell im Leben, kann ein Gefühl der Hilflosigkeit oder sogar Hoffnungslosigkeit erzeugen. Es ist erwiesen, dass Kontrollverlust deutlich mehr Stresshormone freisetzt als stressige Situationen, die man selbst beeinflussen kann. Kontrollverlust wird häufig über die Kontrolle im Kiefer kompensiert. Zusammengebissene Zähne geben uns ein Gefühl von Stabilität und Entscheidungskraft. Befinden wir uns jedoch lange Zeit in diesem Zustand, kann sich schnell Kiefer-Stress entwickeln. Was kannst du tun, um Kiefer-Stress vorzubeugen?

Der Gegenspieler von Kontrolle ist Vertrauen: das Vertrauen in die eigenen Fähigkeiten, dass wir für jede Herausforderung, die uns das Leben stellt, eine Lösung finden werden. Der Versuch, Menschen und Situationen zu kontrollieren, auf die wir keinen Einfluss haben, stiehlt uns nur wertvolle Energie und kostbare Lebenszeit. Höre auf, gegen das zu kämpfen, was ohnehin da ist, und kontrolliere das Einzige, das du kontrollieren kannst: dein Denken und dein Verhalten!

Die Macht des bewussten Denkens

Jetzt, da du weißt, dass Gedanken Emotionen hervorrufen, hast du den Schlüssel dafür, deinem Leben mehr Selbstbestimmung zu verleihen! Wenn Gedanken in unserem Kopf auftauchen, sind es oft Erfahrungen aus der Vergangenheit, erlernte Glaubenssätze oder übernommene Prinzipien, die wir ungeprüft als wahr angenommen haben. Beim bewussten Denken hingegen bestimmen wir selbst den Inhalt, wir können Überzeugungen überprüfen, Entscheidungen treffen und Lösungen finden. Bewusstes Denken erfordert Achtsamkeit, Konzentration und mentale Kraft.

Warum es sich lohnt, diese Energie dafür aufzubringen? Bewusstes Denken genauso wie unbewusste Gedanken haben immer Auswirkungen auf unseren Körper und unsere Gefühlswelt. Das Unterbewusstsein hält alle Gedanken für Aufträge, die es mit einer Erfolgsquote von einhundert Prozent erfüllt und verwirklicht. Der Körper weiß nicht, ob eine Situation nur gedacht wird oder ob sie gerade Realität ist. Für ihn sind Gedanken immer Realität – wie das folgende Experiment zeigt: Bitte denke nun an den sauren Geschmack einer Zitrone! Schließe deine Augen und stelle dir wirklich vor, wie du in eine saftige Zitrone beißt. Bemerkst du, wie deine Speicheldrüsen mehr Speichel produzieren, sobald du an das Bild einer Zitrone und den sauren Geschmack denkst, und das, obwohl du gerade *keine* Zitrone im Mund hast! Gedanken beeinflussen den Körper, erzeugen Emotionen und wirken sich auf die Kiefergesundheit aus. Unstrukturierte Gedankenkreise rufen ein Chaos im Kopf hervor und lassen uns nicht zur Ruhe kommen, was das Einschlafen empfindlich stören kann.

Das Gedanken-Stopp-Tagebuch

Das *Gedanken-Stopp-Tagebuch* soll dir dabei helfen, die Gedankenkreise zu beenden und besser ein- und durchschlafen zu können. Probleme, Sorgen und Katastrophenszenarien haben im Schlafzimmer nichts zu suchen! Bestimmt kennst du das: Du bist müde und möchtest nichts lieber als schlafen, doch immer und immer wieder wälzt du in Gedanken die Probleme des Arbeitstages, ohne eine Lösung zu finden, machst dir Sorgen um deine Lieben und die Zukunft oder machst dir eine imaginäre To-do-Liste mit den Pflichten, die am nächsten Morgen auf dich warten. Wenn wir müde sind, haben wir nicht genügend mentale Kraftressourcen zur Verfügung, um einen effizienten, bewussten Denkprozess durchzuführen und so zu einer Lösung zu kommen. Bekannt ist auch, dass abends vor dem Einschlafen jedes Problem überwältigend, riesengroß und unlösbar erscheint. Am nächsten Morgen sieht alles wieder ganz anders aus. Sinnvoller, als vor dem Einschlafen zu grübeln und die Probleme zu wälzen, ist es, den Kopf frei zu machen und den Schlaf als Regenerationszeit zu nutzen.

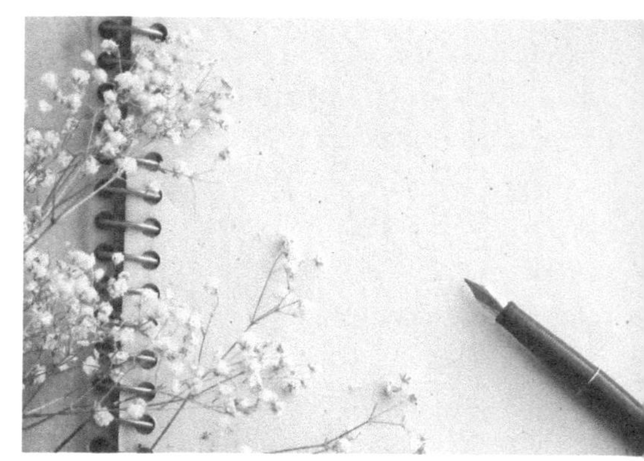

Schreibe bitte jeden Abend *vor* dem Zubettgehen etwas zu den Fragen in der genannten Reihenfolge in dein Gedanken-Stopp-Tagebuch:

- Welche Herausforderungen sind heute in mein Leben getreten? Welchen ersten Schritt kann ich morgen machen, um diese zu meistern? Der erste Schritt kann auch bedeuten, jemanden um Hilfe zu bitten.
- Was beschäftigt mich gedanklich gerade? Worüber mache ich mir Sorgen? Kann ich diese Dinge beeinflussen?
- Was darf ich nicht vergessen? Woran muss ich morgen denken?
- Wofür bin ich heute dankbar? Schreibe mindestens fünf Dinge auf!

Das Tagebuch bleibt *vor* der Schlafzimmertür! Nachdem du alles aufgeschrieben hast, kannst du mit der Gewissheit, dass am nächsten Morgen alles Wichtige noch da ist, beruhigt zu Bett gehen. Diese Übung soll deinen Verstand entleeren. Mit den Fragen der Dankbarkeit kannst du deinen Verstand gezielt auf das Positive lenken und dich entspannen, anstatt dich in Gedankenkreisen zu verlieren. Falls du Probleme beim Durchschlafen hast und dich die Gedankenkreise auch nachts heimsuchen, empfehle ich dir, tatsächlich aufzustehen, alles aufzuschreiben und erst dann wieder ins Bett zu gehen.

Tipps für einen erholsamen Schlaf

Gönne dir eine Fernseh- und Internetpause, bevor du zu Bett gehst, denn diese Medien erzeugen zusätzliche Emotionen, die den Schlaf stören. Plane körperliche Bewegung in deinen Alltag ein, um deine Faszien locker zu halten und Wut aus deinem Körper zu bewegen. Optimal sind aus meiner Sicht Bewegungsarten, wie Yoga, Tanz, Floorwork (Bewegungen am Boden) und Dehnübungen. Kiefer-Yoga vor dem Schlafengehen entspannt deinen Kiefer und unterstützt dich dabei, die richtige Ruhelage von Zunge, Lippen und Kiefer im Schlaf zu automatisieren. Achte auf genügend Luftfeuchtigkeit im Schlafzimmer, diese sollte um die sechzig Prozent

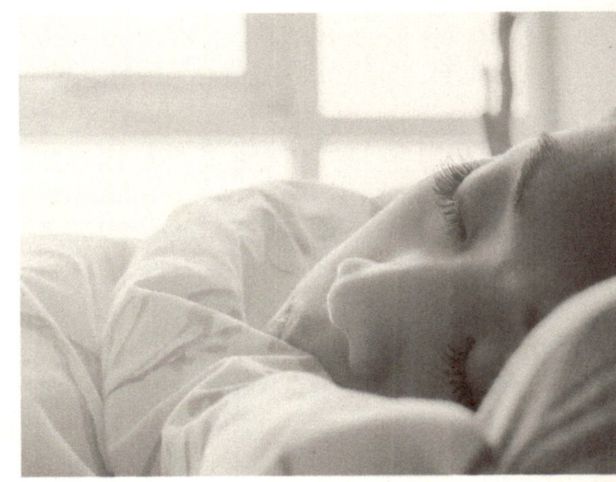

liegen. Wenn du abends gerne Alkohol trinkst, wäre es gut, einen Abstand von mindestens einer Stunde zum Schlafengehen einzuhalten, damit du deine Zungenkontrolle nicht verlierst. Die neuromotorische Kontrolle wird durch den Alkohol negativ beeinflusst. Deshalb schnarchen viele Menschen unter Alkoholeinfluss. Sehr bewährt haben sich die Kiefer-Meditation und Atemübungen direkt vor dem Einschlafen, um zur Ruhe zu kommen.

Biss und Begeisterung

Wenn wir uns durch unser Leben beißen müssen oder verbissen sind, ist die Wahrscheinlichkeit sehr groß, dass uns irgendwann der Biss für das fehlt, was uns wirklich begeistert. Wenn wir stets unsere Wünsche und Träume hintanstellen und unsere Energie täglich darauf verwenden, was wir tun *müssen,* werden wir kein selbstbestimmtes und erfülltes Leben führen können. Im Kiefer-Yoga geht es schlussendlich darum, das innere Lächeln wiederzuentdecken und zu befreien. Dieses entsteht in einem freien Menschen, der sein volles Potenzial lebt, und durch seine Augen scheint es in die Herzen der Mitmenschen. In unserer Begeisterung steckt unser innewohnendes Potenzial, das der Selbstverwirklichung dient und der Allgemeinheit nützt. Um sie zu entdecken und den notwendigen Biss zu entwickeln, diese auch zu leben, ist es wichtig, die eigenen Bedürfnisse zu erkennen und auch zu kommunizieren.

Bedürfnisse

Jeder Mensch hat Bedürfnisse! Neben den Grundbedürfnissen, die wir alle teilen, also Nahrung, Sicherheit und soziale Zugehörigkeit, gibt es viele individuelle Bedürfnisse, die echt und richtig sind. Manchmal nehmen wir unsere Bedürfnisse nicht wahr oder unterdrücken sie, weil wir glauben, sie wären nicht gut oder gesellschaftlich nicht akzeptabel. Doch hier liegt die Krux: Wenn wir unsere Bedürfnisse nicht aktiv stillen, indem wir beispielsweise einen anderen Menschen um etwas bitten, finden wir unbewusst Wege, sie durch die Hintertür zu befriedigen.

Häufig wird uns suggeriert, es sei gut, unabhängig von anderen zu sein und selbst für sein Wohlbefinden zu sorgen. Doch genau das Gegenteil ist der Fall, wenn es um Bedürfnisse geht! Wir Menschen lieben es, den Bedürfnissen anderer Menschen nachzukommen, weil das unser Grundbedürfnis nach sozialer Zugehörigkeit stillt. Zusätzlich lernen wir unsere Mitmenschen über die Bedürfnisse besser kennen, wir öffnen uns, zeigen uns verletzlich und bringen Vertrauen in unsere Beziehungen. Es lohnt sich also, den Mut aufzubringen, sich mit den eigenen und den Bedürfnissen unserer Mitmenschen zu beschäftigen. Zurückgehaltene Bedürfnisse und das Gefühl, nicht sagen zu können, was uns wirklich wichtig ist, bauen enorme Spannungen im Kiefer auf und blockieren das Hals-Chakra.

Zu der Fähigkeit, seine Bedürfnisse zu kommunizieren, gehört es auch, Nein sagen zu können. Daher möchte ich dir eine wichtige Übung dazu vorstellen.

NEIN SAGEN

Wenn es dir schwerfällt, Nein zu sagen, mache dir bitte Folgendes bewusst: Ein Nein zu anderen ist oft ein Ja zu dir selbst. Ein Ja zu anderen kann ein Nein zu dir selbst sein, wenn du eigentlich Nein meinst. Wenn du Ja sagst, spüre genau hin, wie es sich anfühlt - ist es stimmig für dich? Was erwartest du dir oder von anderen, wenn du Ja anstatt Nein sagst?
Wenn du das nächste Mal vor der Entscheidung »Ja oder Nein« stehst, empfehle ich dir, diese vier Punkte gedanklich durchzugehen und dann erst zu antworten.

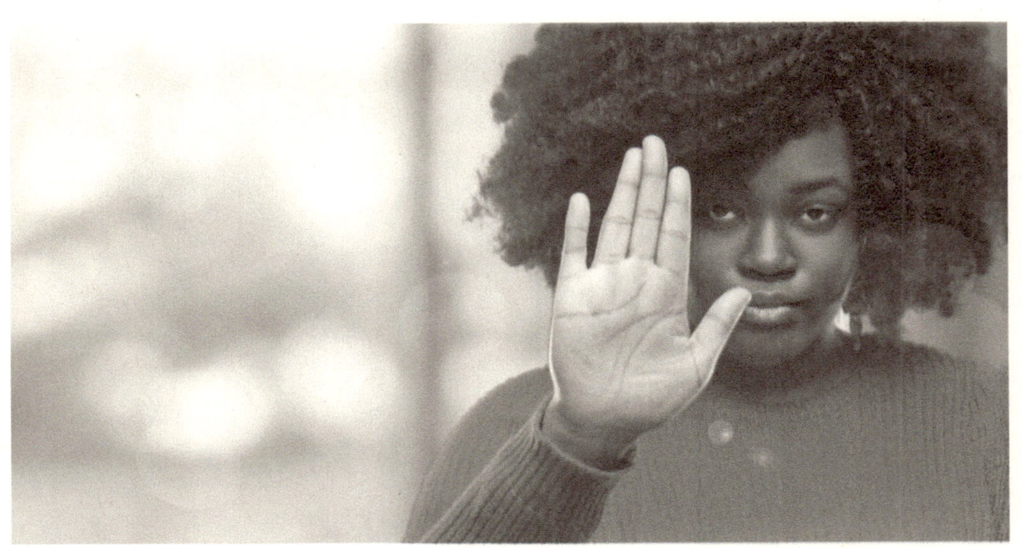

Mut zur Begeisterung

Ein großer Schritt zu mehr Freiheit und Selbstbestimmtheit ist es, die eigene Begeisterung zu entdecken und den Mut zu haben, diese auch zu leben. Vielleicht hast du schon einmal Kinder beobachtet, wie sie voller Begeisterung einer Sache nachgehen, einfach neugierig und mit großer Freude tun, was sie gerade interessiert? Wie sie rundherum alles vergessen und nur noch diese eine Sache zu existieren scheint. Sie sind dann ganz präsent, völlig im »Flow«, und ihre Energie scheint grenzenlos zu sein. Das ist nicht nur den Kindern vorbehalten, auch Erwachsene können in sich diese Begeisterung wiedererwecken. Wir müssen dafür nur den Mut aufbringen, wieder zu sein wie die Kinder. Uns offen und mit Neugierde auf das einlassen, was uns interessiert, und unserem Herzen folgen. »Ich bin mutig, ich bin begeistert, ich bin frei!« Ich sehe den Sinn des Lebens nicht in unseren Leistungen, sondern im Annehmen unserer Gaben, um mit diesen Fähigkeiten der Allgemeinheit zu dienen. Aus der Begeisterung entwächst unser innewohnendes Potenzial, das sich dann allmählich entfalten kann. Möchtest du deine Begeisterung entdecken?

DAS GEFÜHL DER BEGEISTERUNG WIEDERFINDEN

Setze dich hin und spüre dein Herz. Lege deine Hände auf das Hals-Chakra und verbinde gedanklich dein Herz mit deinem Hals-Chakra, das unterhalb deines Kehlkopfes liegt. Stelle dir die Frage: »Was hat mich als Kind begeistert, und was begeistert mich heute am meisten, wenn ich es bei anderen Menschen miterlebe?« Es geht hier nicht um eine konkrete Sache wie das Klettern auf hohe Bäume, sondern um ein Gefühl oder eine Qualität.

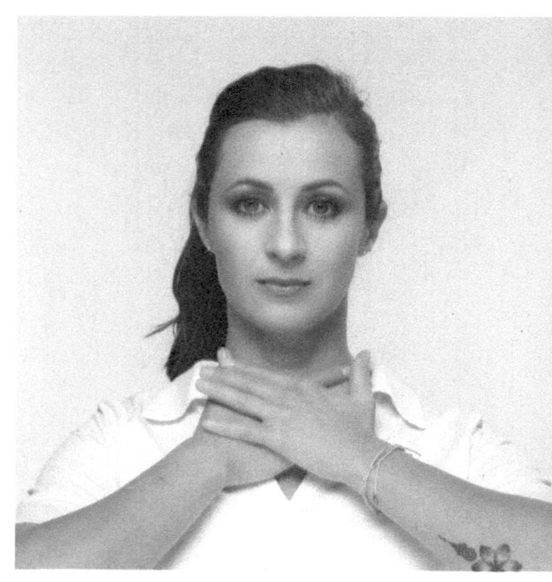

Als ich diese Übung das erste Mal machte, erkannte ich, dass ich das größte Glücksgefühl erfahre, wenn andere Menschen erkennen, dass sie frei und selbstbestimmt leben können. So habe entdeckt, was mich begeistert.

Der nächste Schritt ist, nachzudenken, wie du diese Begeisterung konkret in deinem Leben umsetzen kannst.

In meinem Fall war es die Arbeit mit Menschen, die an Kieferproblemen leiden, und sie in ein freies, selbstbestimmtes Leben zu begleiten. Aber ich kann diese Begeisterung auch erfahren, wenn ich mich für ein paar Stunden um die Kinder einer Freundin kümmere, sodass sie sich in dieser Zeit vollkommen frei und selbstbestimmt fühlen kann. Oder ich unterstütze jemanden beim Lösen eines Problems, das ihn bisher unfrei sein ließ.

Diesen ersten Schritt für die Umsetzung deiner Begeisterung gehst du am besten sofort innerhalb von zweiundsiebzig Stunden. Es kann auch ein ganz kleiner Schritt sein, wie beispielsweise ein Telefonat oder eine Internetrecherche.

Um dieses Vorhaben zu besiegeln, kannst du ein kurzes Video machen, indem du beschreibst, wofür genau du dich begeisterst und welchen Mut du dafür aufbringen musst, um sie in die Tat umzusetzen. Dieses Video sollte nicht länger als zwei Minuten dauern.

Sei dir bewusst, dass dieser Schritt erfolgreich sein wird, denn er ist die Ursache für eine Veränderung in deinem Leben, und jede Ursache hat eine Wirkung. Immer wenn wir eine Entscheidung treffen, bekennen wir uns zu unserer Stärke, wir nehmen den Schöpfer in uns an. Eine Entscheidung zu treffen, stärkt unser Selbstvertrauen und unseren Selbstwert.

Dieser erste Schritt unterstützt dich dabei, den richtigen Biss zu entwickeln, und du wirst merken, dass sich mit der Umsetzung dein inneres Lächeln bemerkbar machen wird. Du kennst bestimmt Menschen, die von innen heraus strahlen. Genauso werden dich deine Mitmenschen in Zukunft erleben. Nutze die Kraft deines Kiefers, um genau das umzusetzen, wofür du dich begeisterst!

Ein ausbalancierter Kiefer

Ich freue mich, dass du den Weg mit mir bis hierher gegangen bist, und ich möchte für dich zusammenfassen, wie sich dein Leben mit einem ausbalancierten Kiefer verändern kann:

Du schläfst ruhig und entspannt und wachst morgens erholt auf. Dein Kiefer ist kräftig, und gleichzeitig spürst du ein Wohlgefühl, das deinen ganzen Kiefer entspannt und sich bis in dein Gesicht,

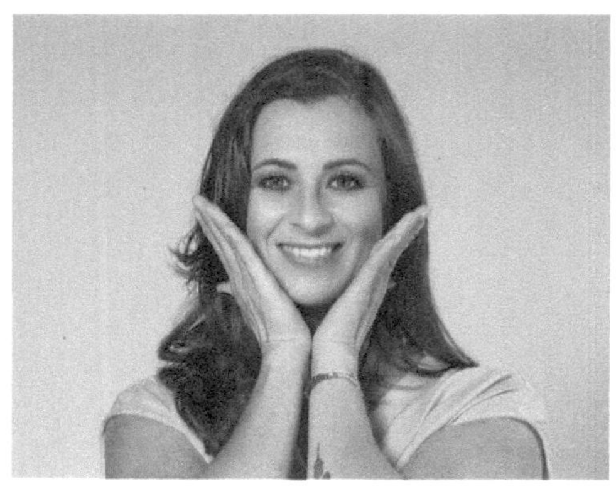

deinen Nacken und deine Schultern ausbreitet.

Deinen Alltag bestimmst du selbst, indem du Entscheidungen triffst und Eigenverantwortung übernimmst. Anstatt dich ständig durchzubeißen, lebst du im Fluss und erfährst immer weniger Stress.

Mit deinen Emotionen gehst du bewusst auf gesunde Art und Weise um, anstatt sie nachts »wegzuknirschen«.

Durch das Vertrauen in die Kraft deines Kiefers entwickelst du den richtigen Biss für die Dinge, die dir wirklich wichtig sind. Du setzt deine Wünsche in die Tat um und lebst mutig das, was dich begeistert.

Bei Herausforderungen profitierst du von deiner körperlichen und mentalen Flexibilität, die es dir ermöglicht, neue Lösungen und Wege zu finden.

Deine Beziehungen bekommen eine ehrliche Tiefe, und du wirst von anderen gehört und verstanden. Du kannst frei kommunizieren, was du brauchst und willst, ohne deine Mitmenschen anzugreifen oder zu verletzen.

Dich selbst erlebst du zentrierter, gelassener und leistungsfähiger, und du brauchst weniger Aktivitäten, um Druck abzubauen, weil du dir mehr Pausen gönnst. Selbst in unkontrollierbaren Situationen lebst du im Vertrauen in deine eigenen Fähigkeiten und fühlst dich seltener hilflos, ängstlich oder wütend.

Du hast keine Angst vor Konflikten, kannst deine Grenzen verteidigen und gleichzeitig authentisch deine Bedürfnisse kommunizieren. Du fühlst dich verbunden mit deinen Mitmenschen und lebst deine Einzigartigkeit.

Dein Leben ist genussvoller, und du erfreust dich an allen Dingen, in die dein Kiefer miteingebunden ist, wie gutes Essen, weites Gähnen, befreiendes Singen, nächtelanges Reden und herzliches Lachen.

Dein Gesicht wirkt jugendlich und sympathisch, ohne durch »Verbissenheitsfalten« gezeichnet zu sein. Es erstrahlt dein einzigartiges inneres Lächeln, das uns alle in Liebe, Frieden, Weisheit und Freiheit miteinander verbindet.

Wenn es das ist, was du in deinem Leben gerne verändern möchtest, dann beginne *heute* damit!

Kiefer-Meditation

Diese Kiefer-Meditation ermöglicht es dir, deinen Kiefer auf allen Ebenen zu entspannen. Außerdem unterstützt sie dich enorm beim Erlernen der richtigen Ruhelage von Zunge, Lippen und Kiefer *(Zu-Li-Ki-Na)*! Sie stammt von Felix Neubauer, der sie eigens für dieses Buch geschrieben hat. Er ist Kiefer-Yoga Masterinstructor und Meditationscoach, der sich darauf spezialisiert hat, Menschen mit der Kraft der Meditation bei Kieferproblemen zu helfen.

Ich selbst brauchte fast ein Jahr, um meine Zunge in die richtige Position zu bringen, und es war wirklich nicht einfach! Obwohl ich, aufgrund meiner Kieferbeschwerden, äußerst motiviert war, empfand ich es als sehr anstrengend, mit reiner Willenskraft diesen Veränderungsprozess durchzuführen. In der Arbeit mit meinen Patienten entdeckte ich später, dass es nicht mühsam sein muss, die natürliche Ruhelage zu erlernen. Ganz im Gegenteil kann es ein spannender und äußerst bereichernder Prozess sein, wenn die Kraft des Unterbewusstseins genützt wird. Mithilfe der Kiefer-Meditation kannst du dein Unterbewusstsein auf die richtige Ruhelage von Zunge, Lippen und Kiefer programmieren, und es wird dich in dem Veränderungsprozess kraftvoll unterstützen. Darum ist es sinnvoll, die Kiefer-Meditation täglich vor dem Einschlafen durchzuführen.

Du kannst diese Meditation selbst sprechen und aufnehmen und sie dir dann vor dem Einschlafen anhören oder in belastenden Lebensphasen gerne auch in einer Kiefer-Pause. Viele meiner Patienten lieben die Kiefer-Meditation und praktizieren sie auch dann noch regelmäßig, wenn sie längst keine Kieferbeschwerden mehr haben.

Möchtest du die Kiefer-Meditation aufnehmen, ist es empfehlenswert, beim Sprechen Pausen zu machen, sodass du dich optimal entspannen kannst und die Inhalte wirken können. Felix hat dir die Pausen mit drei Punkten (…) angezeigt – jede Pause dauert drei Atemzüge lang. Du kannst aber auch Felix zuhören, der dankenswerterweise die Kiefer-Meditation unter folgendem Link für uns aufgenommen hat: www.kieferfreund.com/kiefer-yoga-buch.

Mache es dir nun so richtig gemütlich. Du kannst dich hinlegen oder hinsetzen und sogar dabei einschlafen. Schalte dein Smartphone lautlos und achte darauf, dass du ungestört bist. Die nächsten fünfzehn Minuten gehören nur dir und deinem Kiefer.

KIEFER-MEDITATION

Mach es dir noch ein bisschen gemütlicher, damit du dich auch richtig wohlfühlst. Spüre, wie du von der Unterlage gehalten und getragen wirst …

Beginne nun bewusster durch die Nase ein und aus zu atmen … und so langsam wird dir immer bewusster, wie sich dein Geist und Körper mehr und mehr entspannen …
So wie Regentropfen, die auf Wasser treffen und kleine Wellen hervorbringen, die sich immer weiter ausbreiten … So breitet sich auch die Entspannung in dir immer mehr aus … langsam, sanft, nicht gezwungen, ganz natürlich … Ohne zu urteilen, was in deinem Körper oder in deinen Gedanken gerade vor sich geht …

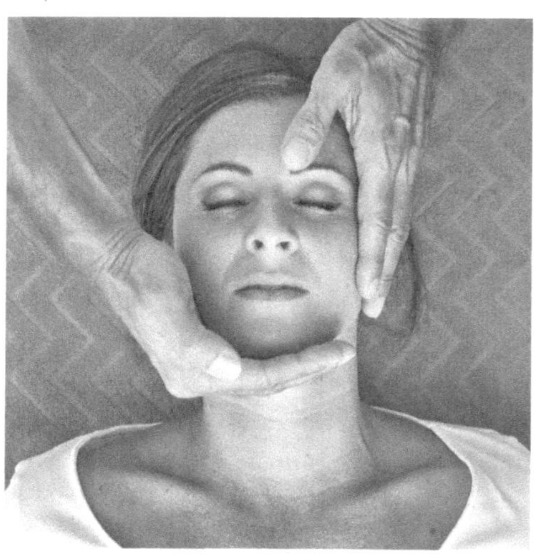

Entspanne nun deine Augenwinkel … deine Stirn … deine Wangen … und deine Nase … Entspanne deinen Mund … und atme langsam und bewusst durch die Nase …
Entspanne deinen Kiefer … und mache Platz zwischen deinem Oberkiefer und deinem Unterkiefer. Spüre den Raum und das Wohlgefühl in deinem Mund …
Entspanne nun deinen Nacken … entspanne deine Schultern … vielleicht möchtest du sogar bis in dein Becken atmen …

Spüre nun, wo deine Zunge ist … und dann bemerke, wie leicht es ist, wenn sich deine Zunge nach oben an den Gaumen legt. Dein entspannter Kiefer und deine geschlossenen Lippen laden deine Zunge dazu ein, es sich oben am Gaumen bequem zu machen …
Zu-Li-Ki-Na erzeugt in dir ein Wohlgefühl, und du fühlst dich damit immer besser und besser. Sicherer und mutiger bleibt dein Kiefer entspannt.
Du spürst die ganze Zunge oben am Gaumen … auch den hinteren Teil. Wie

ein sanfter Magnet legt sie sich an deinen Gaumen und wird dort mühelos gehalten.
Nun, wo die Zunge am Gaumen liegt, breitet sich eine Leichtigkeit in deinem Körper aus ... Vielleicht spürst du diese Leichtigkeit nur ganz wenig oder vielleicht auch schon etwas mehr ...

Stell dir nun vor, wie sich dein Halsbereich mit einem wunderbaren Himmelsblau ausfüllt ... Beobachte, wie es sich weiter ausbreitet und alle Verspannungen sich lösen können ...
Deine Zunge liegt am Gaumen, und diese blaue, heilende Kraft lässt dich wissen, dass du deine Bedürfnisse ausdrücken darfst. Dass deine Meinung und innere Weisheit wichtig sind ... Was zählt, ist das, was noch kommt, und nicht das, was einmal war ...

Atme tief ein und gib deinem Körper und Kiefer die Chance, beim Ausatmen all das loszulassen, was er nicht mehr braucht. Wiederhole das fünfmal - atme ein und lass los, atme ein und lass los, atme ein und lass los, atme ein und lass alles los, atme ein letztes Mal ein und lass alles los, was du nicht mehr brauchst.

Mit einem tiefen Atemzug durch die Nase, kannst du auch direkt in Verspannungen in deinem Körper oder deinem Kiefer hineinatmen, um sie zu lösen. Die blaue Farbe und Kraft unterstützen dich dabei, solange du sie brauchst. Atme ganz natürlich und entspannt und sei dir bewusst, was in dir vorgeht ... Nichts muss verdrängt werden ... Alles kann hier sein, bis es sich von alleine löst ...

Nun schenke dir noch drei tiefe Atemzüge.

Willst du dich an etwas erinnern, das du in dieser Kiefer-Meditation erkannt hast?

Danke dir selbst, deinem Körper und deinem Kiefer und bringe langsam wieder Bewusstsein in deinen Körper ... deine Füße, Beine, in deinen Bauch, deine Brust, die Schultern, den Nacken und deinen Kiefer ... bis du wieder bewusst im Hier und Jetzt angekommen bist.

Willkommen zurück! Wenn du während der Kiefer-Meditation nicht eingeschlafen bist, kannst du nun alle Erkenntnisse aufschreiben, die du in der Meditation hattest. Oder du trinkst eine Tasse warmen Tee, machst noch ein paar Atemübungen oder einfache Dehnübungen.

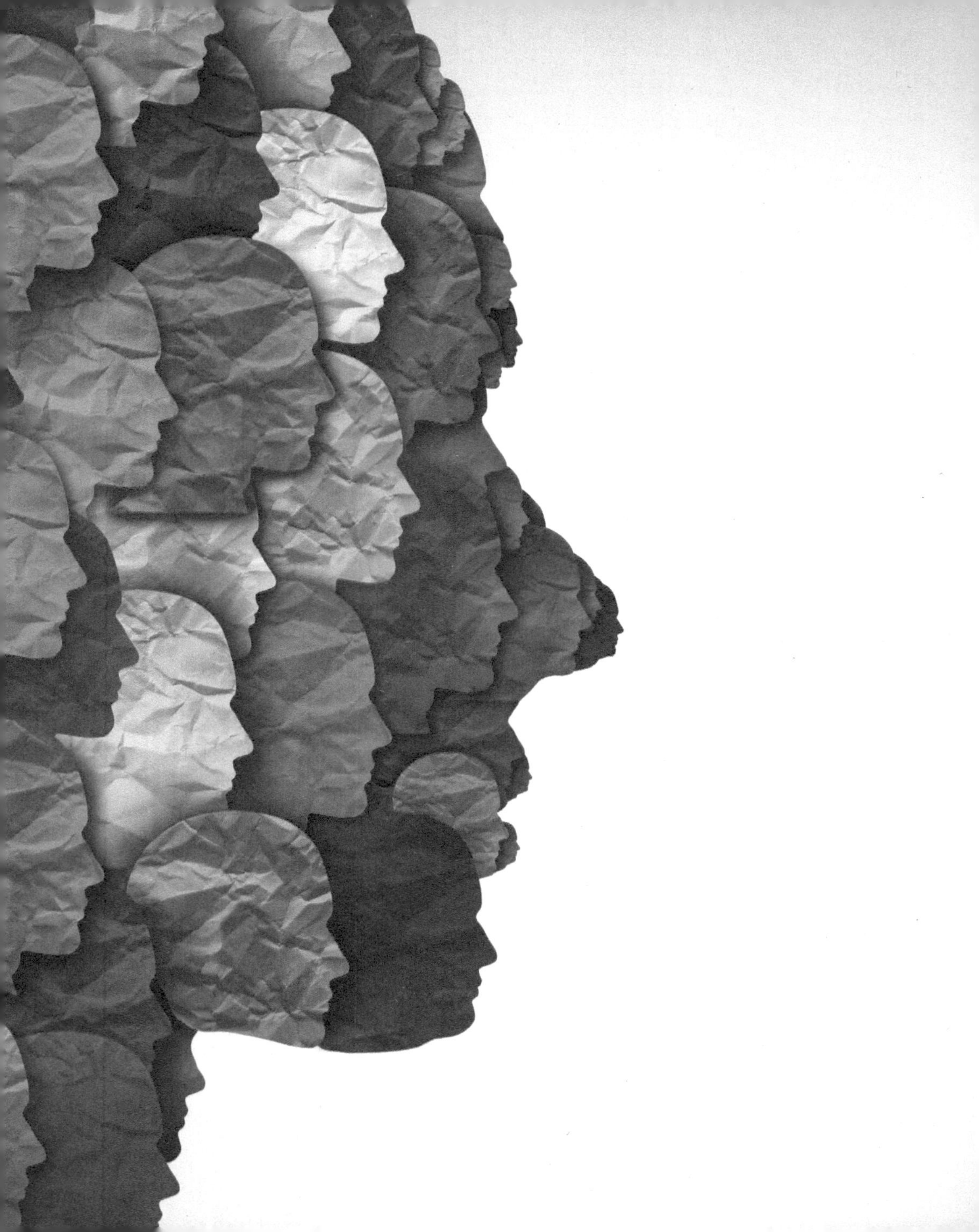

Kiefer-Yoga im Alltag

Damit du Kiefer-Yoga in deinem Alltag gut umsetzen kannst, habe ich dir einen Trainingsplan erstellt, der sich in der Praxis vielfach bewährt hat. Wenn du Kiefer-Yoga regelmäßig praktizierst, wirst du rasch Veränderungen in deinem Kiefer bemerken.

Dein Kiefer-Yoga-Trainingsplan

Kiefer-Yoga sollte zu Beginn mindestens einundzwanzig Tage lang täglich durchgeführt werden, um Verbesserungen der Kiefergesundheit zu erreichen. Danach dienen die Übungen der lebenslangen Gesunderhaltung des Kiefers und werden idealerweise regelmäßig praktiziert! Das tägliche Training sollte immer aus körperlichen *und* mental-emotionalen Übungen bestehen.

Kiefer-Yoga BODY:

- Erlerne die richtige Ruhelage von Zunge, Lippen und Kiefer *(Zu-Li-Ki-Na)*, sodass sie innerhalb der nächsten Wochen zu deiner normalen, natürlichen Ruhelage wird. Lege einen großen Fokus auf die gesunde Atmung. Nutze unbedingt Erinnerungshilfen und die Kiefer-Meditation vor dem Einschlafen!
- Praktiziere täglich zehn bis fünfzehn Minuten Kiefer-Yoga vor dem Spiegel. Wähle jeden Tag ein bis zwei Übungen aus den einzelnen Bereichen (Zunge, Lippen, Kiefer, Atmung, Hände, Augen) aus und stelle sicher, dass du alle Übungen praktizierst, vor allem diejenigen, die dir schwerer fallen. Damit bringst du dein gesamtes Kiefer-System ins Gleichgewicht.
- Mache abends vor dem Schlafengehen die Kiefer-Meditation, um dich zu entspannen und die Automatisierung von *Zu-Li-Ki-Na* durch dein Unterbewusstsein zu unterstützen.

Kiefer-Yoga MIND:

Ich empfehle, *alle* Übungen aus dem Kiefer-Yoga MIND für mindestens eine Woche durchzuführen. Danach kannst du entscheiden, welche Übungen für dich sinnvoll sind und weiterhin Platz in deinem Leben haben sollen und welche nicht. Es müssen nicht alle Übungen gleichzeitig praktiziert werden, du kannst beispielsweise eine Woche lang das Gedanken-Stopp-Tagebuch nutzen und erst danach mit dem Stress-Trigger-Tagebuch beginnen.

- Mache regelmäßig die »Atemübung zur Stressreduktion«.
- Führe drei Wochen ein Stress-Trigger-Tagebuch.
- Schreibe abends vor dem Zubettgehen in dein Gedanken-Stopp-Tagebuch.
- Praktiziere einmal täglich achtsames Essen und beobachte deine Selbstdialoge.
- Bringe mehr Bewusstsein in deinen Kiefer mit der »3×3-Achtsamkeitsübung«.
- Bei Kiefer-Stress führe die Schritte unter »SOS Kiefer-Stress« durch.
- Plane regelmäßig Kiefer-Pausen in deinem Alltag ein. Stelle dir dazu am besten einen Wecker.
- Entdecke deine Muster und schädlichen Gewohnheiten im Kieferbereich und baue sie ab.
- Bei Schmerzen kannst du die »Schmerzübung« durchführen und bei unangenehmen Emotionen das »Mentale Integrationstraining« anwenden.
- Bewege deine Wut.
- Kommuniziere in Konflikten deine Bedürfnisse und Gefühle und sage Nein, wenn dieses Nein dir entspricht.
- Habe den Mut, deine Begeisterung zu leben, und setze deine Wünsche im Alltag um.

Was deinem Kiefer noch guttut

Trinke ausreichend Wasser, um deine Faszien gesund zu halten! Führe täglich auch mindestens fünfzehn Minuten ganzkörperliche Bewegungen durch, wie beispielsweise Yoga, Tanz oder andere Bewegungsarten, die die Flexibilität deines Körpers fördern. Gesunde Körperfaszien unterstützen das Gleichgewicht im Kiefer, bauen Stress ab, machen gedanklich frei und helfen dabei, belastende Emotionen zu integrieren!

Nach circa drei Wochen kannst du alle Selbstbeobachtungen, die du unter »Kiefer-Check« findest, noch einmal durchführen und vergleichen, welche Veränderungen sich bisher gezeigt haben. Zusätzlich habe ich noch ein paar Tipps, die deiner Kieferentspannung im Alltag dienen.

Tipps für einen kieferentspannten Alltag

Tipp 1: Sei geduldig!

Die Arbeit am Kiefer erfordert viel Geduld! Wenn du wie ich, ein ungeduldiger Mensch bist, der schnell seine Ziele erreichen möchte, kann es sein, dass dir dieser Tipp nicht gefällt. Fakt ist, dass du mit Druck bei deinem Kiefer überhaupt nichts erreichen kannst, ganz im Gegenteil erzeugst du noch mehr Kiefer-Stress durch eine verbissene Herangehensweise. Dein Kiefer braucht kleine Portionen an neuen Impulsen, um diese verarbeiten zu können. Gib deinem Kiefer Zeit, sich zu verändern, und genieße diesen Veränderungsprozess! Aus meiner Erfahrung kannst du in dieser Zeit täglich etwas Neues über dich und deinen Kiefer entdecken.

Ein anderer wichtiger Punkt, der Geduld erfordert, ist das Auf und Ab. Es ist völlig normal, dass dein Kiefer ab und zu mehr Spannung hat und du dann glaubst, du hättest einen Rückschritt gemacht. Oder dass die richtige Zungenruhelage an einem Tag mühelos möglich ist, bevor sie sich am nächsten Tag wieder in der ursprünglichen Position befindet. Diese »Rückschritte« gehören zum Prozess und bedeuten nicht, dass du etwas falsch machst! Du kannst nämlich gar nichts falsch machen, wenn du dich deiner Kiefergesundheit widmest!

Tipp 2: Du bist Experte für deinen Kiefer!

Falls du Angst haben solltest, dass deine Kieferprobleme sich irgendwann wieder zurückmelden könnten, möchte ich dir sagen: »Ja, das kann sein!« *Aber* jetzt bist du selbst Experte für deinen Kiefer, und du hast das Wissen, die Erkenntnisse und auch die Fähigkeiten, dir immer wieder selbst zu helfen! Sobald du Kiefer-Stress spürst, kannst du Kiefer-Yoga für ein paar Wochen wieder täglich praktizieren, bis sich dein Kiefer wieder im Gleichgewicht befindet.

Tipp 3: Weniger ist mehr!

Manche meiner Patienten sind sehr ehrgeizig und wollen schnell Erfolge sehen, weshalb sie Kiefer-Yoga mehrmals täglich praktizieren. Aus meiner Erfahrung erreichst du die besten Ergebnisse, wenn du nur einmal täglich für zehn bis fünfzehn Minuten praktizierst, denn die Muskeln und Faszien des Kiefer-Systems sind schnell überfordert, und wenn du zu viel machst, erreichst du damit den gegenteiligen Effekt. Die einzige Ausnahme sind die Ruhelage von Zunge, Lippen und Kiefer *(Zu-Li-Ki-Na)* sowie die Atemübungen. Diese kannst du gar nicht oft genug machen!

Abschließend die am meisten gestellte Frage: »Was ist die wichtigste Übung für dich persönlich?« Kurz beantwortet, die Übung, die dir am schwersten fällt, ist mit großer Wahrscheinlichkeit die wichtigste für dich!

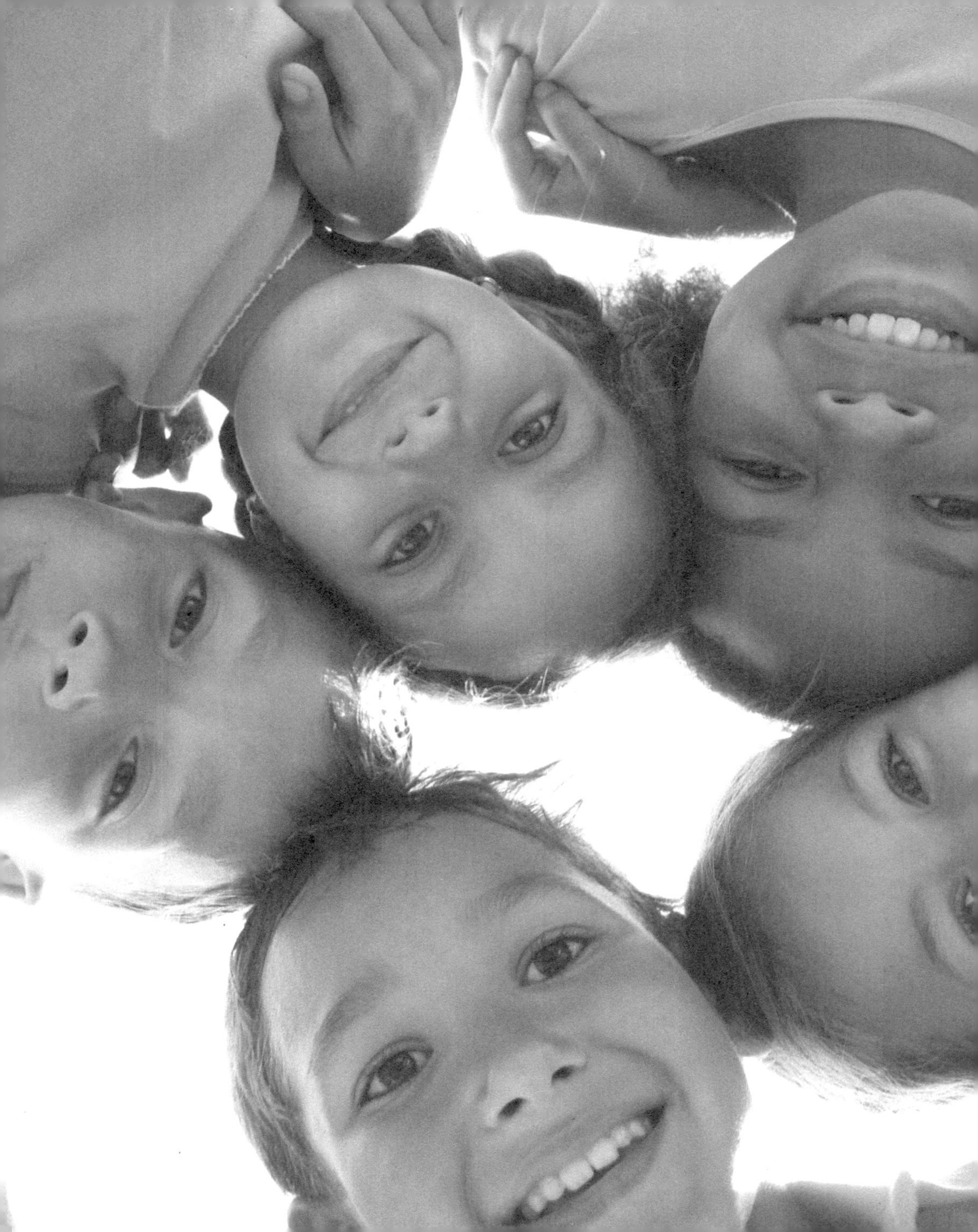

Kiefer-Yoga für Kinder

Dieses letzte Kapitel beschäftigt sich mit unserem größten Gut: den Kindern! Auch wenn du selbst keine eigenen Kinder hast, bist du Vorbild für viele Kinder, und wenn dich Kiefer-Yoga begeistert, kannst du es auch gemeinsam mit Kindern praktizieren. Kiefer-Yoga hat großartige Vorteile für Kinder! Die Übungen unterstützen eine optimale Kieferentwicklung und können Zahnfehlstellungen vorbeugen. Vor allem der natürlichen Ruhelage von Zunge, Lippen und Kiefer sowie der Nasenatmung kommt hier große Bedeutung zu.

Wie kannst du erkennen, ob dein Kind die richtige Ruhelage einnimmt? Im Alltag sind die Lippen geschlossen, und dein Kind atmet durch die Nase. Nur beim Toben, Rennen und Klettern ist das Atmen durch den Mund natürlich und gesund. Im Alltag sollte die Zunge nicht sichtbar sein, außer bei feinmotorisch anspruchsvollen Tätigkeiten wie beispielsweise Handarbeit, Malen oder Auffädeln von Perlen, hier kann es dazu kommen, dass sich die Zunge synchron zu den Handbewegungen mitbewegt. Wenn dein Kind schläft, kannst du vorsichtig die Unterlippe nach unten ziehen und den Mund leicht öffnen. Befindet sich die Zunge in der richtigen Position am Gaumen, hörst du beim Öffnen des Mundes ein Klickgeräusch, wenn sich die Zunge vom Gaumen löst. Damit weißt du, dass die Zunge angesaugt war. Anzeichen für eine ungesunde Ruhelage wären ein offener Mund, der immer mit Mundatmung einhergeht, sowie eine sichtbare Zunge vorne zwischen den Schneidezähnen.

Kleinkinder ab einem Jahr können bereits mit der Zunge schnalzen und haben großen Spaß daran! So kannst du gemeinsam mit deinem Kind die Zunge nach oben an den Gaumen trainieren. Schnalzt eure Lieblingslieder mit der Zunge oder überprüft, wer am lautesten schnalzen kann. Legt Esspapier zwischen die Lippen und versucht, durch die Nase zu atmen.

Auch Gewohnheiten wie das Daumenlutschen können durch ein spielerisches Angebot an Zungenbewegungen verbessert werden. Eltern sollten in Bezug auf das Daumenlutschen Ruhe bewahren. Es soll kein Familienthema werden, das den Kindern Druck macht, mit etwas aufzuhören, das sie aber noch dringend brauchen. Ich habe einen engen Zusammenhang zwischen dem Auftreten von Daumenlutschen und anderen Lutsch-Habits und einer ungesunden

Zungenruhelage beobachtet. Wahrscheinlich geht es hier um eine mangelnde Stimulation des Gaumens durch die Zunge. Wie du weißt, kann das parasympathische Nervensystem am Gaumen aktiviert werden, was Stress abbaut. Die Kinder haben also einen funktionierenden Weg gefunden, sich selbst zu beruhigen. Aus diesem Grund heißt der Schnuller auch »Beruhigungssauger«. Was ein Kind, das oft und gerne am Daumen lutscht, also mit Sicherheit nicht braucht, ist Druck von außen. Aus meiner Erfahrung sind die meisten Methoden zum Abgewöhnen dieser Gewohnheit wie übel schmeckende Pasten oder Daumenschienen ohnehin wirkungslos. Sobald die Kinder spüren, dass sie auch mit ihrer Zunge diesen lieb gewonnenen, beruhigenden Effekt erzeugen können, indem sie sie an den Gaumen bringen, wird das Daumenlutschen in der Regel von alleine aufgegeben. Mit Kiefer-Yoga können Kinder die Zungenfunktion spielerisch verbessern und erlernen mit großer Begeisterung die neuen Zungen- und Lippenkunststücke!

Im Zahnwechsel kommt es bei manchen Kindern zum Zähneknirschen. Das ist Teil der Entwicklung, weil der Körper instinktiv versucht, das sich verändernde Mundraumgefühl durch die Kieferbewegungen auszugleichen. Auch der Schmerz, der beim Zahnen entsteht, kann das Aufeinanderpressen der Zahnreihen begünstigen. Diese Art des Zähneknirschens verschwindet von selbst wieder, sobald die meisten bleibenden Zähne durchgebrochen sind, und erfordert keine gezielten Maßnahmen.

Zahnfehlstellungen vorbeugen

Worüber viele Eltern leider nicht Bescheid wissen, ist der erhebliche Einfluss der Zunge auf die Zahn- und Kieferstellung! Wenn sich die Zunge in Ruhe beispielsweise gegen die Schneidezähne drückt, wirkt die Kraft der Zunge auch während des Schluckens gegen diese Zähne. Und das ist eine enorme Kraft. Wir schlucken täglich etwa zweitausendmal, und die Zunge bringt bei Kindern dabei eine Kraft von circa eineinhalb Kilogramm auf. Die Zähne können diesem Druck nicht standhalten, und wenn dann noch die formgebende Kraft der Lippen von außen fehlt, weil durch den Mund geatmet wird, bewegen sich die Zähne in eine andere Position – Zahnfehlstellungen sind die Folge. Aus diesem Grund möchte ich bereits sehr kleine Kinder von der Zungenruhelage begeistern. Das funktioniert natürlich nicht ohne das Zutun der Eltern, denn kleine Kinder lernen ausschließlich durch Nachahmung. Ist die Zunge erst in der richtigen Ruhelage am Gaumen, adaptiert sich das gesunde Schluckmuster meist von selbst.

Wenn bei Kindern oder Jugendlichen später eine Zahnspange notwendig ist, kann die kieferorthopädische Behandlung optimal mit Kiefer-Yoga unterstützt werden. Aus meiner Erfahrung wirkt dadurch die Zahnspange schneller und die Ergebnisse nach Ende der Behandlung bleiben stabiler. Das bedeutet, es kommt seltener zu sogenannten Rezidiven, wo sich die Zähne wieder in ihre ursprüngliche Position zurückbewegen. Der Grund für die Stabilität ist, dass die ursächlichen schädlichen Bewegungsmuster nicht mehr auf die Zahnstellung einwirken. Somit können die Zähne ungestört an ihrem neuen Platz bleiben.

Spielerisches Kiefer-Yoga

Kleine Kinder ab fünf Jahren sind in der Lage, Kiefer-Yoga zu praktizieren. Die Übungen aus dem Kapitel »Kiefer-Yoga BODY« können einfach in Spiele verpackt werden, die Kinder gerne spielen, und als etwas Kreatives in den Alltag eingebaut werden. Neugierde erweckt auch das »Geheimwort« *Zu-Li-Ki-Na*, das dazu dient, sich an die richtige Ruhelage im Alltag gegenseitig zu erinnern. Größere Kinder haben Freude daran, sich mit der richtigen Zungenposition Belohnungen zu verdienen. Ein Erfolgskalender mit Stempeln hat sich hier sehr bewährt. Atemübungen sind für Kinder besonders wichtig, vor allem dann, wenn sie viel durch den Mund atmen. Durch die Nasenatmung werden die Konzentration, die Harmonisierung der beiden Gehirnhälften, die Sauerstoffversorgung und die Entspannung gefördert. Außerdem reduziert sich die Infekt- und Kariesanfälligkeit, wenn ein Kind lernt, seine Nase zu benutzen. Das Erlernen der Ruhelage *Zu-Li-Ki-Na* fördert eine gleichmäßige Gesichtsentwicklung und freie Atemwege, was für die Entwicklung unabdingbar ist. Kindern reicht meist der Hinweis: »Bring deine Zunge nach oben an das Dach deines Mundes und schnalze ein paarmal mit deiner Zunge. Deine Zunge könnte dort oben ihren Lieblingsplatz haben, denkst du, das könnte deiner Zunge gefallen?«

Auch Fantasiereisen für die richtige Zungenruhelage sind für kleine und größere Kinder ideal, weil sie am besten über Bilder und Gefühle lernen. Es bietet sich an, als Abendritual eine kurze

Kiefer-Meditation, als Fantasiereise verpackt, zu erzählen und dabei gemeinsam *Zu-Li-Ki-Na* einzunehmen.

Ich möchte an dieser Stelle dringend davon abraten, der Empfehlung zu folgen, den Mund nachts zuzukleben, um die Nasenatmung zu erlernen. Dadurch kommen Kinder im Schlaf in einen Überlebenskampf und erfahren Stress, denn die Mundatmung hat einen biologischen Sinn, nämlich genügend Luft zu bekommen. Sobald die Nasenatmung tagsüber angenehm und sicher für den Kinderkörper ist, wird er es von selbst auch während des Schlafens übernehmen. Kiefer-Yoga macht Freude, und Kinder lieben es, die verschiedenen Bewegungen mit ihrem Mund auszuprobieren. Hier ist es endlich erlaubt, die Zunge zu zeigen!

Mit Kiefer-Yoga können Kinder außerdem einen gesunden Umgang mit ihren Gefühlen und Emotionen entwickeln. Ihre Kommunikationsfähigkeit wird gefördert, und die Sprechwerkzeuge werden geschult. Eltern mit einem entspannten Kiefer sind die besten Vorbilder für ihre Kinder, weil sie selbstbestimmt und authentisch denken, handeln und fühlen. Indem sich Eltern mit ihren Mustern und Habits beschäftigen, geben sie sie nicht unbewusst an ihre Kinder weiter. Kinder lernen in den ersten Jahren nur durch Nachahmung. Sie schauen sich die Zungenruhelage, Gewohnheiten und Sprechbewegungen von den Eltern ab, höchstwahrscheinlich ist das auch ein Grund, warum bestimmte Zahn- und Kieferfehlstellungen und Kieferprobleme, wie Zähneknirschen, in manchen Familien gehäuft vorkommen.

Mein Wunsch ist es, dass eines Tages alle Eltern über das Wissen und die Zusammenhänge, die ich in diesem Buch beschrieben habe, Bescheid wissen und so ihre Kinder optimal in ein freies, selbstbestimmtes Leben mit optimaler Kiefergesundheit begleiten können. Kinder sind das Wertvollste, das es auf dieser Welt gibt – sie sind unsere Zukunft!

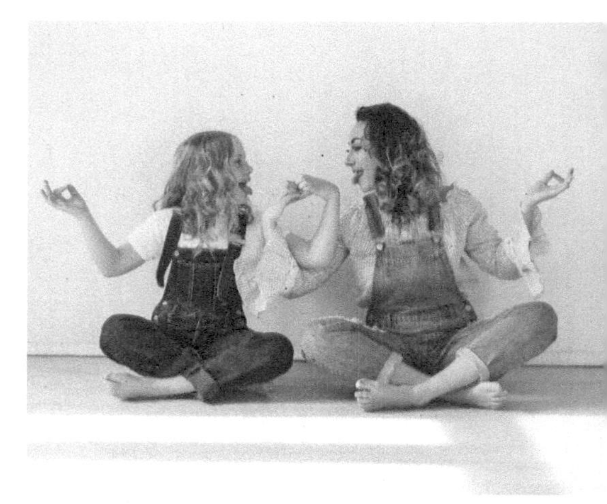

Ausklang

Hinter Kiefer-Yoga steckt eine Vision, ein größeres Bild, das ich abschließend gerne mit dir teilen möchte. Ich habe Tausende Male erlebt, dass Menschen mit einem entspannten Kiefer eine besondere Ausstrahlung haben. Es ist das innere Lächeln, das sich frei ausdrücken kann und dazu ermutigt, die eigene Begeisterung in die Welt zu tragen. Wie würde eine Welt aussehen, in der jeder tut, was ihn beseelt, und damit Sinn stiftet für seine Mitmenschen?

Kiefer und Zunge sind die Erfolgsorgane des Hals-Chakras, durch sie kommt das zum Ausdruck, was einem Menschen wichtig ist und ihm entspricht. Die Kommunikation unter den Menschen ist damit echt, authentisch, gefühl- und verständnisvoll. Sie fördert das Miteinander, anstatt zu trennen, und geht weit über sprachliche Barrieren hinaus.

Ich weiß, dass Kiefer-Yoga einen wichtigen Beitrag zu dieser Entwicklung leistet. Befreie dein inneres Lächeln, entspanne deinen Kiefer und entdecke das, was dich begeistert! Ich bedanke mich für dein Vertrauen und deinen Mut!

Dank

Mein Dank gilt meinen Lehrern und Mentoren, die mich auf großartige Weise unterstützen und inspirieren.

Ich danke besonders meiner Familie und meinen Freunden, die immer an mich glauben und es mir ermöglichen, mich selbst und Kiefer-Yoga weiterzuentwickeln.

Danke an Felix Neubauer für die großartige *Kiefer-Meditation* in diesem Buch.

Mein Dank gilt Thomas Lechner von *FineArt Studios* für die professionellen Fotos sowie Karin Denkmair von *KD-Design* und Evelyn Chines für die grafische Bearbeitung.

Ich bin sehr dankbar für die wertschätzende, interdisziplinäre Zusammenarbeit mit vielen Zahnärzten und Therapeuten, ohne die die Entwicklung von Kiefer-Yoga nicht möglich gewesen wäre.

Literatur

De Felício, C. M.; de Oliveira, M. M.; da Silva, M. A.: »Effects of orofacial myofunctional therapy on temporomandibular disorders«. In: *Cranio.* 2010 Oct;28(4):249–59. doi: 10.1179/crn.2010.033. PMID: 21032979.

Engelke, Wilfried: »Biofunktionelle Frühbehandlung«. In: *kn Wissenschaft & Praxis.* Nr. 9, September 2009. https://epaper.zwp-online.info/epaper/sim/kn/2009/kn0909/kn0909_13_15_engelke.pdf (abgerufen am 10. September 2022).

Engelke, W.; Engelhardt, W.; Mendoza-Gärtner, M.; Deccó, O.; Barrirero, J.; Knösel, M.: »Functional treatment of snoring based on the tongue-repositioning manoeuvre«. In: *European Journal of Orthodontics.* 2010 Oct;32(5):490–5. doi: 10.1093/ejo/cjp135. Epub 2010 Jan 28. PMID: 20110305.

Engelke, W.; Jung, K.; Knösel, M.: »Intra-oral compartment pressures: a biofunctional model and experimental measurements under different conditions of posture«. In: *Clinical Oral Investigations.* 2011 Apr;15(2):165–76.doi: 10.1007/s00784-009-0367-0. Epub 2010 Feb 2.

Gesellschaft für Zahngesundheit, Funktion und Ästhetik, GZFA®: *CMD-Statistik: Verbreitung von Kaufunktionsstörungen.* https://www.gzfa.de/diagnostik-therapie/cmd-craniomandibulaere-dysfunktion/cmd-symptome/cmd-statistik/ (abgerufen am 24.09.2022).

Graham, Tess: Relief from Snoring and Sleep Apnoea. Australia 2014.

Piekartz, Harry: *Kiefer, Gesichts- und Zervikalregion. Neuromuskuloskeletales Assessment und Behandlungsstrategien.* Stuttgart 2015.

Ridder, Paul: Craniomandibuläre Dysfunktion. *Interdisziplinäre Diagnose- und Behandlungsstrategien.* München 2016.

Schleip, Robert; Baker, Amanda: *Faszien in Sport und Alltag.* München 2016.

Tränkmann, J.: »Ätiologie, Genese und Morphologie dyskinesiebedingter Dysgnathien«. In: *Sprache-Stimme-Gehör.* Stuttgart 1997, Heft 4, S. 152–160.

Thiele, E., Clausnitzer, R.; Clausnitzer, V.: *Myofunktionelle Therapie 1. Aus sprachwissenschaftlicher und kieferorthopädischer Sicht.* Heidelberg 1992.

Anmerkungen

1 Tränkmann, J.: »Ätiologie, Genese und Morphologie dyskinesiebedingter Dysgnathien«. In: *Sprache-Stimme-Gehör* (1997), Heft 4, S. 152.

2 Thiele, E.; Clausnitzer, R.; Clausnitzer, V.: *Myofunktionelle Therapie 1. Aus sprachwissenschaftlicher und kieferorthopädischer Sicht*. Heidelberg 1992, S. 20.

3 Engelke, W.; Jung, K.; Knösel, M.: »Intra-oral compartment pressures: a biofunctional model and experimental measurements under different conditions of posture«. In: *Clinical Oral Investigations*. 2011 Apr;15(2):165–76. doi: 10.1007/s00784-009-0367-0. Epub 2010 Feb 2.

4 Engelke, Wilfried: »Biofunktionelle Frühbehandlung«. In: *kn Wissenschaft & Praxis*, Nr. 9, September 2009. https://epaper.zwp-online.info/epaper/sim/kn/2009/kn0909/kn0909_13_15_engelke.pdf (abgerufen am 10.09.2022).

5 Schleip, Robert; Baker, Amanda: *Faszien in Sport und Alltag*. München 2016, S. 57 ff.

6 Schleip, Robert; Baker, Amanda: *Faszien in Sport und Alltag*. München 2016, S. 49.

7 Schleip, Robert; Baker, Amanda: *Faszien in Sport und Alltag*. München 2016, S. 28.

8 Schleip, Robert; Baker, Amanda: *Faszien in Sport und Alltag*. München 2016, S. 20.

9 Gesellschaft für Zahngesundheit, Funktion und Ästhetik, GZFA®: CMD-Statistik: Verbreitung von Kaufunktionsstörungen. https://www.gzfa.de/diagnostik-therapie/cmd-craniomandibulaere-dysfunktion/cmd-symptome/cmd-statistik/ (abgerufen am 24.09.2022).

10 Ridder, Paul: *Craniomandibuläre Dysfunktion. Interdisziplinäre Diagnose- und Behandlungsstrategien*. München 2016, S. 6 f.

11 Piekartz, Harry: *Kiefer, Gesichts- und Zervikalregion. Neuromuskuloskeletales Assessment und Behandlungsstrategien*. Stuttgart 2015, S. 99.

12 de Felício, C. M.; de Oliveira, M. M.; da Silva, M. A.: *Effects of orofacial myofunctional therapy on temporomandibular disorders*. Cranio. 2010 Oct;28(4):249–59. doi: 10.1179/crn.2010.033. PMID: 21032979.

13 Engelke, W.; Engelhardt, W.; Mendoza-Gärtner, M.; Deccó, O.; Barrirero, J.; Knösel, M.: »Functional treatment of snoring based on the tongue-repositioning manoeuvre«. In: *European Journal of Orthodontics*. 2010 Oct;32(5):490–5. doi: 10.1093/ejo/cjp135. Epub 2010 Jan 28. PMID: 20110305.

14 Graham, Tess: *Relief from Snoring and Sleep Apnea*. Australia 2014, S. 39 ff.

INKA JOCHUM

Das FußHeilbuch

Einfache Übungen, um Beschwerden
zu lindern und lange gut zu Fuß zu sein

Füße sind die Basis, auf der wir im Leben stehen.
Sind die Füße gesund, ist der Mensch gesund.

Die erfahrene Körpertherapeutin Inka Jochum erklärt einfache Übungen, um die Füße gesund zu erhalten, Schmerzen zu lindern und Beschwerden zu heilen. Neben Massage-Anleitungen, Wahrnehmungs- und Achtsamkeitsübungen gibt es ein Trainingsprogramm, das alle Bereiche des Fußes stärkt und vitalisiert. Ein abschließender Teil widmet sich konkreten Hilfestellungen bei Fußbeschwerden wie z. B. Hallux valgus oder Fersensporn. Klare Anleitungen und präzise Fotos machen das Üben zu Hause leicht und effektiv.

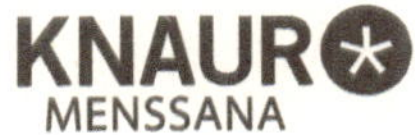

LUCIA NIRMALA SCHMIDT

Das HandHeilbuch

Einfache Übungen, um Beschwerden zu lindern,
die Hände zu kräftigen und die Beweglichkeit zu erhalten

Die renommierte Yogalehrerin und Faszienexpertin gibt in diesem Gesundheitsratgeber konkrete Hilfestellungen bei Handproblemen. Sie kombiniert Übungen aus dem Yoga, der Therapie und dem Faszientraining, die bei den oft diffusen Schmerzen in Händen und Handgelenken wirklich helfen.

Präzise Anleitungen und klare Übungs-Fotos machen das Üben zu Hause leicht und effektiv.

Aus der Praxis für die Praxis:

- Lockerungs- und Mobilisierungsprogramm
- Dehnprogramm
- Kräftigungsprogramm
- Myofasziales Release-Programm
- Bäder und Massagen)

»Ein toller Ratgeber, den ich jedem ans Herz lege,
der unter diffusen Handschmerzen leidet.«
– Lesen und Hören

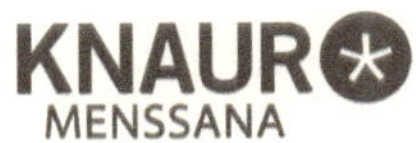

Raum für Notizen: